KOCHBUCH FÜR NON-HODGKIN-LYMPHOMA

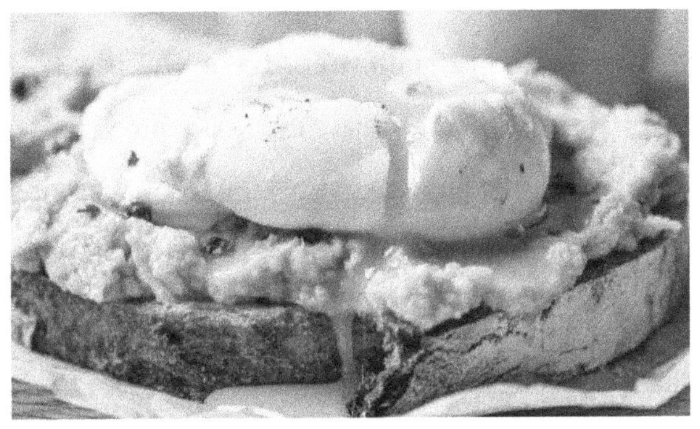

Unentbehrliche krebsbekämpfende Lebensmittel mit entzündungshemmenden Inhaltsstoffen für optimales Wohlbefinden und Widerstandsfähigkeit

LENA R. FOSTER

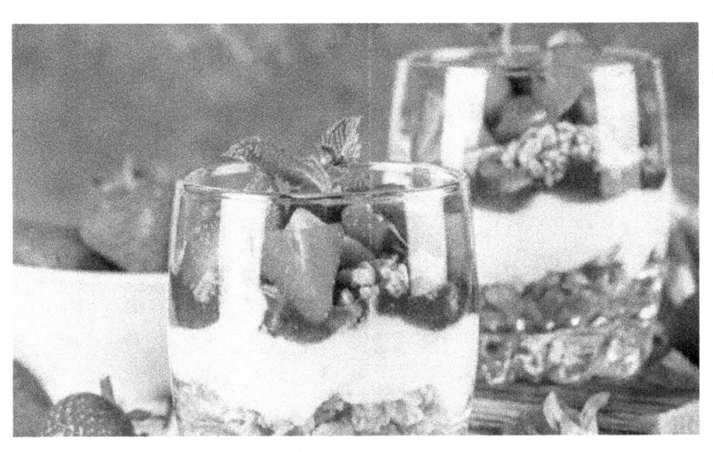

KOCHBUCH FÜR NON-HODGKIN -LYMPHOMA

Inhaltsverzeichnis

EINFÜHRUNG

Lena's Kampf gegen das Non-Hodgkin-Lymphom war schwierig, aber ihr Drang, die Kontrolle über ihre Gesundheit zurückzugewinnen, führte zu einer einzigartigen Lösung: einem Non-Hodgkin-Lymphom-Kochbuch. Lena war von der traditionellen Therapie frustriert und begann, die möglichen Vorteile einer personalisierten Ernährung zu untersuchen.

Das von Onkologie- und Ernährungsspezialisten erstellte Kochbuch lieferte Lena Rezepte, darunter entzündungshemmende Lebensmittel und immunstärkende Elemente. Lena folgte diesem kulinarischen Leitfaden und aß nahrhaftes Getreide, mageres Fleisch sowie viel Obst und Gemüse.

Lena bemerkte eine allmähliche Verbesserung ihres Energieniveaus und ihres allgemeinen Wohlbefindens. Sie teilte ihre Geschichte mit einem unterstützenden Netzwerk von anderen, die unter ähnlichen Problemen litten, und motivierte sie, ein besseres Leben zu führen.

Durch diese kulinarische Transformation heilte Lena nicht nur ihr Non-Hodgkin-Lymphom, sondern verschaffte ihr auch neuen Respekt für das therapeutische Potenzial nährstoffreicher

Lebensmittel. Ihr Weg wurde zu einem Hoffnungsschimmer für andere, die mit den Schwierigkeiten einer Krebserkrankung zurechtkommen, und zeigte, dass die richtigen Zutaten in der Küche genauso wirksam sein können wie jedes Medikament.

Lenas Erzählung zeigte den enormen Einfluss eines gut gemachten Kochbuchs auf ihr Bestreben, einen gesunden und lebendigen Lebensstil wiederherzustellen.

Willkommen bei diesem Non-Hodgkin-Lymphom-Kochbuch, einem kulinarischen Leitfaden, der Menschen dabei helfen soll, das Non-Hodgkin-Lymphom mithilfe der transformativen Kraft der Ernährung zu überwinden. Auf diesen Seiten finden Sie eine sorgfältig ausgewählte Auswahl an Rezepten, die das allgemeine Wohlbefinden fördern, die Immunfunktion verbessern und eine gute Verbindung zwischen Ernährung und Gesundheit herstellen sollen.

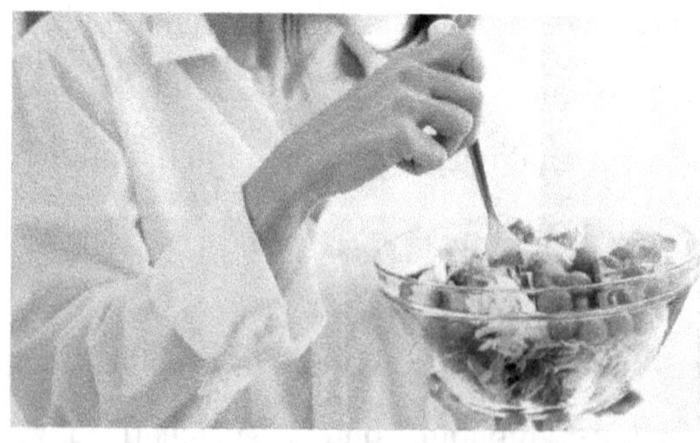

WIE DIESES KOCHBUCH HELFEN KANN

1. Maßgeschneiderte Ernährung: Bietet Rezepte, die auf die individuellen Ernährungsbedürfnisse während der Behandlung zugeschnitten sind, um sicherzustellen, dass der Einzelne die richtigen Nährstoffe erhält, die seine Gesundheit unterstützen.

2. Management von Behandlungs Herausforderungen: Enthält einfach zu befolgende Rezepte zur Bekämpfung von Nebenwirkungen wie Übelkeit und Geschmacksveränderungen, um sicherzustellen, dass jede Mahlzeit sowohl Spaß macht als auch gesund ist.

3. Stärkung der Immunfunktion: Rezepte mit hohem Gehalt an Vitaminen, Mineralien und Antioxidantien zur Stärkung des Immunsystems, was während der Non-Hodgkin-Lymphom-Therapie unerlässlich ist.

4. Abwechslungsreiche und genussvolle Mahlzeiten: Schluss mit der Eintönigkeit! Dieses Kochbuch fördert eine abwechslungsreiche Ernährung, um die Ernährungsziele einzuhalten.

5. Praktische Wohntipps: Enthält Ideen zum Lebensmitteleinkauf und zur Essenszubereitung. Es ist ein umfassender Leitfaden für die reibungslose Integration gesunder Mahlzeiten in Ihren Alltag und fördert das allgemeine Wohlbefinden während der gesamten Behandlung.

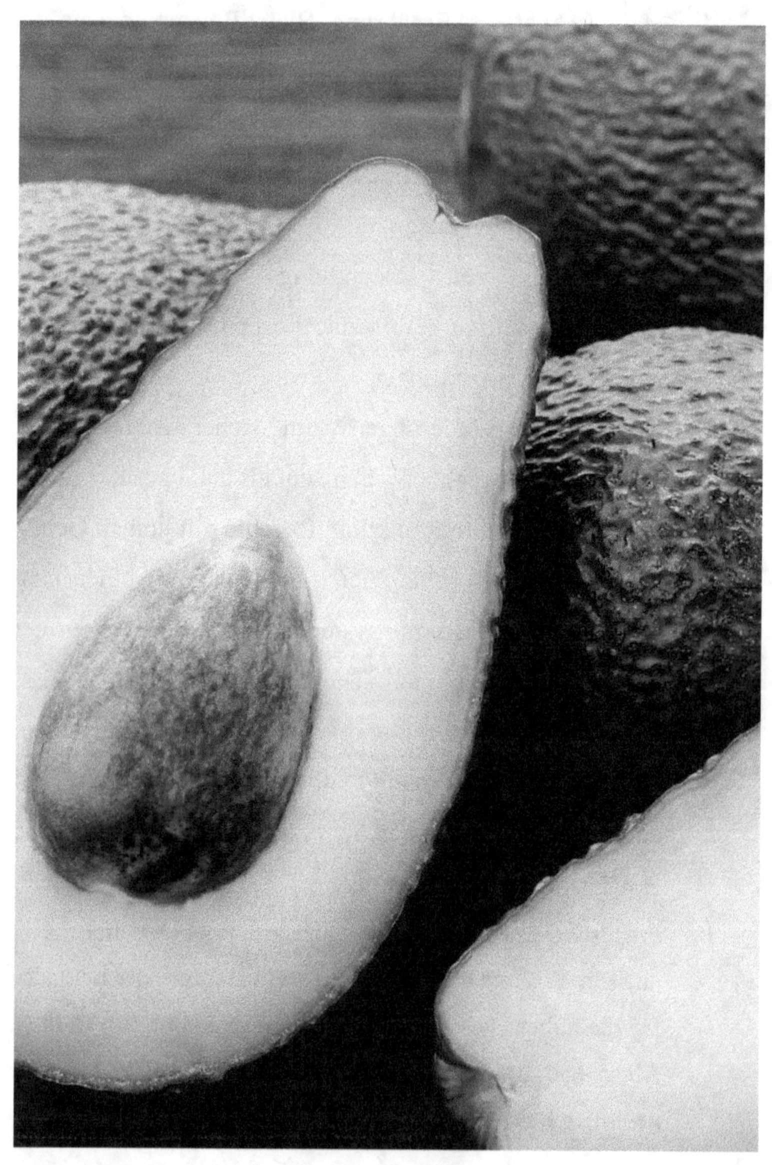

KAPITEL 1: DAS NON-HODGKIN-LYMPHOM VERSTEHEN

Das Non-Hodgkin-Lymphom (NHL) ist eine bösartige Erkrankung, die im Lymphsystem entsteht, das ein wesentlicher Bestandteil des Immunsystems ist. Im Gegensatz zum Hodgkin-Lymphom gibt es beim NHL mehrere Subtypen, was es zu einer heterogenen Ansammlung bösartiger Bluterkrankungen macht.

URSACHEN UND RISIKOFAKTOREN

Die genaue Ursache der NHL ist unbekannt, einige Risikofaktoren erhöhen jedoch die Anfälligkeit. Dazu gehören das Alter, wobei die Inzidenz mit zunehmendem Alter zunimmt, Immunschwäche Zustände, Chemikalien Exposition und eine familiäre Vorgeschichte von Lymphomen.

ARTEN VON NON-HODGKIN-LYMPHOMEN

Das Non-Hodgkin-Lymphom wird je nach betroffenem Lymphozyten-Typ (B-Zellen oder T-Zellen) und Wachstumsmuster in mehrere Subtypen eingeteilt.

Das diffuse großzellige B-Zell-Lymphom, das follikuläre Lymphom und das Mantelzell-Lymphom sind drei häufige Subtypen, von denen jeder seine eigenen Merkmale und Therapieoptionen aufweist.

SYMPTOME

Zu den Symptomen der NHL können geschwollene Lymphknoten, Fieber, Nachtschweiß, Gewichtsverlust, Erschöpfung und Bauchbeschwerden gehören. Eine rechtzeitige Diagnose ist entscheidend für eine erfolgreiche Behandlung.

DIAGNOSE

NHL wird mithilfe einer Kombination aus Anamnese, körperlicher Untersuchung, bildgebenden Untersuchungen (CT-Scans, MRT) und einer Biopsie von Lymphknotengewebe unter dem Mikroskop diagnostiziert. Diese gründliche Methode hilft bei der Bestimmung des Subtypes und der Schwere der Erkrankung.

INSZENIERUNG

NHL wird in Stadien eingeteilt, um seine Ausbreitung festzustellen und Behandlungsempfehlungen zu geben. Die Stadien reichen von I-IV. Die NHL-Stadien I und II werden als frühe Stadien (begrenzt) bezeichnet, während NHL III und IV als fortgeschrittene Lymphome (weit verbreitet) bezeichnet werden.

Eine genaue Stadieneinteilung ist für die Entwicklung eines wirksamen Behandlungsansatzes unerlässlich.

BEHANDLUNGSMÖGLICHKEITEN

Die Behandlungsmöglichkeiten für NHL unterscheiden sich je nach Subtyp, Stadium und spezifischen Patientenvariablen. Zu den gängigen Behandlungen gehören Chemotherapie, Immuntherapie, Strahlentherapie und Stammzelltransplantation. Gezielte Medikamente, die auf bestimmte molekulare Eigenschaften von Krebszellen abzielen, erweisen sich nun als realisierbare Möglichkeiten.

PROGNOSE

Die NHL-Prognose variiert je nach Subtyp, Stadium und Therapieansprechen. Während einige Subtypen positive Ergebnisse liefern, können andere zu Problemen führen. Regelmäßige Nachuntersuchungen und Überwachung sind für eine langfristige Behandlung unerlässlich.

UNTERSTÜTZUNG UND BEWÄLTIGUNG

Das Leben mit der NHL kann emotional schwierig sein. Selbsthilfegruppen, Beratung und der Aufbau eines starken Unterstützungsnetzwerks können Ihnen helfen, mit den physischen und emotionalen Elementen der Erkrankung umzugehen.

WICHTIGKEIT DER ERNÄHRUNG WÄHREND DER BEHANDLUNG

Die Ernährung ist von entscheidender Bedeutung für die Unterstützung derjenigen, die eine medizinische Behandlung, insbesondere eine Krebstherapie, erhalten. Die Aufrechterhaltung einer gesunden Ernährung während Behandlungen wie Chemotherapie, Bestrahlung oder Operation ist aus verschiedenen Gründen von entscheidender Bedeutung:

1. Energie und Kraft: Krebsbehandlungen können zu Erschöpfung und vermindertem Energieniveau führen. Eine angemessene Ernährung liefert wichtige Nährstoffe zur Aufrechterhaltung der Energie und hilft den Patienten, während der schwierigen Phasen der Therapie ihre Kraft zu bewahren.

2. Unterstützung des Immunsystems: Die richtige Ernährung ist für ein gesundes Immunsystem unerlässlich. Krebstherapien können das Immunsystem schädigen. Daher ist eine ausgewogene Ernährung mit vielen Vitaminen, Mineralien und Antioxidantien wichtig, um die Immunfunktion zu stärken und das Infektionsrisiko zu senken.

3. Gewebereparatur und -heilung: Operationen und Krebsbehandlungen können Gewebeschäden verursachen. Protein, Zink und Vitamine unterstützen die Geweberegeneration und -heilung und ermöglichen dem Körper eine effizientere Erholung.

4. Umgang mit Nebenwirkungen: Krebstherapien können Übelkeit, Appetitverlust und Geschmacksstörungen verursachen. Die individuelle Anpassung der Ernährung an den Geschmack und die Verträglichkeit der Patienten kann dazu beitragen, diese Nebenwirkungen zu kontrollieren und gleichzeitig sicherzustellen, dass sie ausreichend Nährstoffe erhalten.

5. Gewichtserhaltung: Die Aufrechterhaltung eines gesunden Gewichts ist während der gesamten Krebstherapie unerlässlich. Durch die richtige Ernährung kann ein übermäßiger Gewichtsverlust vermieden werden, der die Verträglichkeit der Behandlung und das allgemeine Wohlbefinden beeinträchtigen kann. Andererseits kann es dazu beitragen, eine schädliche Gewichtszunahme in Situationen zu verhindern, in denen Inaktivität häufig vorkommt.

6. Produktion von Blutzellen: Krebstherapien, insbesondere Chemotherapie, können die Bildung von Blutzellen beeinträchtigen. Der Verzehr von Mahlzeiten mit hohem Eisen-, Folsäure- und Vitamin B12-Gehalt trägt zur Produktion roter Blutkörperchen bei und reduziert Anämie und Müdigkeit.

7. Verdauung Gesundheit: Krebstherapien können Verdauungsprobleme wie Durchfall und Verstopfung verursachen. Eine ausgewogene Ernährung mit ballaststoffreichen Lebensmitteln fördert die Gesundheit des Verdauungssystems und kann dazu beitragen, einige dieser Probleme zu reduzieren.

8. Psychisches Wohlbefinden: Eine nahrhafte Ernährung kann das psychische Wohlbefinden eines Patienten verbessern. Eine gute Ernährung hängt mit der Stimmung und der kognitiven Leistungsfähigkeit zusammen, was dazu beiträgt, das Wohlbefinden auch in schwierigen Zeiten aufrechtzuerhalten.

9. Individuelle Ernährungspläne: Jeder Patient hat unterschiedliche Ernährungsbedürfnisse. Durch die Entwicklung eines maßgeschneiderten Ernährungsplans wird sichergestellt, dass der Einzelne die Nährstoffe erhält, die er für seine Erkrankung und Behandlung benötigt.

10. Langfristige Gesundheit: Die Entwicklung geeigneter Ernährungsgewohnheiten während der gesamten Krebsbehandlung fördert die langfristige Gesundheit. Die Aufrechterhaltung einer gesunden Ernährung nach der Behandlung kann die Heilung unterstützen, das Risiko eines erneuten Auftretens von Krebs verringern und den allgemeinen Gesundheitszustand verbessern.

Lebensmittel, die man essen und vermeiden sollte

LEBENSMITTEL ZUM ESSEN

1. Magere Proteine: Dazu gehören magere Proteinquellen wie Huhn, Fisch, Tofu und Linsen. Diese liefern die essentiellen Aminosäuren, die für die Gewebereparatur und die immunologische Funktion erforderlich sind.

2. Buntes Obst und Gemüse: Essen Sie eine Auswahl an buntem Obst und Gemüse, das reich an Antioxidantien, Vitaminen und Mineralien ist. Diese verbessern den allgemeinen Gesundheitszustand und wirken oxidativem Stress nach einer Non-Hodgkin-Lymphom-Therapie entgegen.

3. Vollkornprodukte: Wählen Sie Vollkornprodukte, einschließlich braunem Reis, Quinoa und Vollkornbrot. Dazu gehören komplexe Kohlenhydrate, die langfristig Energie liefern, und Ballaststoffe, die die Gesundheit des Verdauungssystems fördern.

4. Gesunde Fette: Nehmen Sie gesunde Fette wie Avocados, Nüsse, Samen und Olivenöl zu sich. Diese Fette verbessern die allgemeine Gesundheit und können beim Abnehmen helfen.

5. Milchprodukte oder Milchalternativen: Wählen Sie fettarme Milchprodukte oder Milchersatzprodukte mit Kalzium und Vitamin D. Diese Nährstoffe sind für die Knochengesundheit, insbesondere während der Krebstherapie, unerlässlich.

6. Feuchtigkeitsspendende Getränke: Bleiben Sie mit Wasser, Kräutertees und klaren Brühen ausreichend hydriert. Die richtige Flüssigkeitszufuhr hilft, Nebenwirkungen wie Übelkeit zu bewältigen und unterstützt gleichzeitig allgemeine physiologische Prozesse.

7. Kleine, häufige Mahlzeiten: Essen Sie bescheidene, häufige Mahlzeiten, um Ihren Hunger zu kontrollieren und Übelkeit zu lindern. Diese Methode trägt dazu bei, das Energieniveau den ganzen Tag über stabil zu halten.

LEBENSMITTEL ZU VERMEIDEN

1. Verarbeitete Lebensmittel: Reduzieren Sie den Verzehr von verarbeiteten und verpackten Lebensmitteln, die reich an Konservierungsmitteln, Zusatzstoffen und Salz sind. Diese können die Entzündung verstärken und möglicherweise nicht genügend Nährstoffe liefern.

2. Zuckerhaltige Lebensmittel und Getränke: Begrenzen Sie zuckerhaltige Mahlzeiten und Getränke, da diese zu einer Gewichtszunahme führen und die Gesundheit stark schädigen können. Verwenden Sie natürliche Süßstoffe in Maßen.

3. Reduzieren Sie den Verzehr von fettreichen und frittierten Lebensmitteln: Diese Lebensmittel sind schwer verdaulich und können Verdauungsschmerzen verursachen.

4. Alkohol: Beschränken oder verhindern Sie den Alkoholkonsum, da er mit Medikamenten interagieren und die Leber schädigen kann, insbesondere während der Krebsbehandlung.

5. Koffein: Mäßig konsumieren, um Austrocknung zu vermeiden. Wählen Sie bei Bedarf Kräutertees oder entkoffeinierte Sorten.

EINKAUFSLISTE FÜR NON-HODGKIN-LYMPHOM

Früchte

- Beeren (Blaubeeren, Erdbeeren)
- Zitrusfrüchte (Orangen, Grapefruits)
- Äpfel
- Bananen

Gemüse

- Blattgemüse (Spinat, Grünkohl)
- Kreuzblütler (Brokkoli, Blumenkohl)
- Möhren
- Paprika

Vollkorn

- Quinoa
- brauner Reis
- Vollkornnudeln
- Hafer

Schlanke Proteine

- Hähnchenbrust ohne Haut
- Truthahn

- Fisch (Lachs, Makrele)
- Tofu

Milchprodukte oder Milchalternativen
- Fettarmer oder griechischer Joghurt
- Magermilch oder Mandelmilch

Gesunde Fette
- Avocados
- Nüsse (Mandeln, Walnüsse)
- Olivenöl

Bohnen und Hülsenfrüchte
- Kichererbsen
- Linsen
- Schwarze Bohnen

Flüssigkeitszufuhr
- Wasser
- Kräutertees

Kräuter und Gewürze
- Kurkuma
- Ingwer

- Knoblauch
- Basilikum
- Koriander

Snacks

- Hummus
- Vollkorncracker
- Nussbutter

TIPPS FÜR EINE GESUNDE ERNÄHRUNG

Eine gesunde Ernährung ist für Menschen, die mit einem Non-Hodgkin-Lymphom zu kämpfen haben, von entscheidender Bedeutung. Die richtige Ernährung kann helfen, die Symptome zu lindern und das allgemeine Wohlbefinden zu fördern.

Hier sind einige Tipps aus diesem Non-Hodgkin-Lymphom-Kochbuch, die Ihnen dabei helfen, sich gesund zu ernähren:

1. Priorisieren Sie nährstoffreiche Lebensmittel: Konzentrieren Sie sich auf Lebensmittel mit hohem Gehalt an wichtigen Nährstoffen wie Obst, Gemüse, Vollkornprodukte, mageres Fleisch und gesunde Fette. Diese Mahlzeiten geben dem Körper die Energie und Nahrung, die er benötigt, um richtig zu funktionieren.

2. Bleiben Sie hydriert: Eine ausreichende Flüssigkeitszufuhr ist für die allgemeine Gesundheit unerlässlich. Trinken Sie den ganzen Tag über ausreichend Wasser, um die richtigen Körperprozesse aufrechtzuerhalten und die Verdauung zu unterstützen. Kräutertees und angereichertes Wasser können für Abwechslung sorgen und gleichzeitig den Flüssigkeitshaushalt aufrechterhalten.

3. Wählen Sie entzündungshemmende Lebensmittel: Fügen Sie entzündungshemmende Lebensmittel hinzu, um die durch das Non-Hodgkin-Lymphom verursachte Entzündung zu kontrollieren. Fügen Sie Kurkuma, Ingwer, Knoblauch und Omega-3-Fettsäuren aus Lebensmitteln wie Lachs und Leinsamen hinzu.

4. Entscheiden Sie sich für magere Proteine: Wählen Sie magere Proteine wie Hühnchen ohne Haut, Fisch, Tofu und Linsen. Protein wird benötigt, um die Muskelmasse aufrechtzuerhalten und das Immunsystem während der Therapie zu unterstützen.

5. Mäßige Portionsgrößen: Um zu viel Essen zu vermeiden, achten Sie auf die Portionsgrößen. Es kann einfacher sein, über den Tag verteilt kleinere, häufigere Mahlzeiten

zu sich zu nehmen, insbesondere wenn das Medikament Ihren Appetit gemindert hat.

6. Achtsames Essen: Genießen Sie jede Mahlzeit und achten Sie dabei auf Hunger- und Sättigung Indikatoren. Dies kann dazu beitragen, dass Sie Ihre Mahlzeiten mehr schätzen und übermäßiges Essen vermeiden.

7. Nehmen Sie ballaststoffreiche Lebensmittel zu sich: Um die Verdauung Gesundheit zu fördern, essen Sie ballaststoffreiche Mahlzeiten wie Vollkornprodukte, Obst und Gemüse. Ballaststoffe können auch bei Verstopfung helfen, einer typischen Nebenwirkung verschiedener Medikamente.

8. Begrenzen Sie verarbeitete Lebensmittel: Reduzieren Sie den Verzehr von verarbeiteten und zuckerreichen Lebensmitteln. Diese können Entzündungen verursachen und enthalten möglicherweise nicht die für eine gesunde Gesundheit erforderlichen Nährstoffe.

9. Experimentieren Sie mit aromatischen Kräutern und Gewürzen: Verwenden Sie duftende Kräuter und Gewürze wie Basilikum, Koriander und Rosmarin, um den Geschmack Ihrer Speisen zu verbessern. Das Experimentieren mit verschiedenen Gewürzen kann das Essen attraktiver machen, insbesondere wenn sich die Geschmackspräferenzen ändern.

KAPITEL 2: 30-TAGE-MAHLZEIT PLAN

TAG 1

FRÜHSTÜCK: Quinoa-Frühstücksschüssel

MITTAGESSEN: Quinoa-Salat mit geröstetem Gemüse

SNACK: Hummus- und Gemüse-Snackplatte

ABENDESSEN: Gebackene Hähnchenbrust mit Süßkartoffeln und Spargel

TAG 2

FRÜHSTÜCK: Avocado-Toast mit pochiertem Ei

MITTAGESSEN: Mediterrane Kichererbsen Schale

SNACK: Apfel-Mandel-Energie Häppchen

ABENDESSEN: Gebratene Zitronen-Knoblauch-Garnelen mit Brokkoli und braunem Reis

TAG 3

FRÜHSTÜCK: Griechischer Joghurt perfekt

MITTAGESSEN: Mit Truthahn und Quinoa gefüllte Paprika

SNACK: Edamame- und Avocado-Salsa

ABENDESSEN: Vegetarische, mit Linsen und Spinat gefüllte Paprika

---

TAG 4

FRÜHSTÜCK: Haferflocken-Bananen-Pfannkuchen

MITTAGESSEN: Lachs-Gemüse-Pfanne

SNACK: Geröstete Kichererbsen mit Kurkuma und Kreuzkümmel

ABENDESSEN: Sesam-Ingwer-Tofu-Pfanne

TAG 5

FRÜHSTÜCK: Spinat-Feta-Ei-Muffins

MITTAGESSEN: Vegetarische Linsen- und Gemüsesuppe

SNACK: Mit Spinat und Feta gefüllte Pilze

ABENDESSEN: Lachs-Quinoa-Salat mit Zitronen-Dill-Dressing

TAG 6

FRÜHSTÜCK: Chia-Samen-Pudding mit Beeren

MITTAGESSEN: Salatschüssel mit Quinoa und Kichererbsen

SNACK: Reiskuchen mit Mandelbutter und Bananen

ABENDESSEN: Gebackener Kabeljau mit Zitronen Kräutern und geröstetem Gemüse

---

TAG 7

FRÜHSTÜCK: Süßkartoffel-Grünkohl-Frühstücks-Hash

MITTAGESSEN: Wraps mit Truthahn und Gemüsesalat

SNACK: Gurken-Hummus-Häppchen

ABENDESSEN: Vegetarisches Linsencurry mit Quinoa

TAG 8

FRÜHSTÜCK: Hüttenkäse und Obstschale

MITTAGESSEN: Quinoa-Bowl mit Süßkartoffeln und schwarzen Bohnen

SNACK: Zucchini-Walnuss-Muffins

ABENDESSEN: Mit Pilzen und Spinat gefüllte Hähnchenbrust

TAG 9

FRÜHSTÜCK: Frühstücks-Wrap mit Eiern und Gemüse

MITTAGESSEN: Quiche Becher mit Pilzen und Spinat

SNACK: Mango-Avocado-Salsa

ABENDESSEN: Gebackenes Zitronen-Knoblauch-Hähnchen mit geröstetem Gemüse

---

TAG 10

FRÜHSTÜCK: Frühstück Toast mit Lachs und Avocado

MITTAGESSEN: Garnelen-Gemüse-Pfanne

SNACK: Beeren-Spinat-Protein-Smoothie

ABENDESSEN: Kokos-Limetten-Garnelenpfanne

TAG 11

FRÜHSTÜCK: Pilz-Spinat-Omelett

MITTAGESSEN: Mit Quinoa und Gemüse gefüllte Paprika

SNACK: Süßkartoffel- und Kichererbsen-Pastetchen

ABENDESSEN: Gebackener Lachs in Kräuterkruste mit Quinoa und Spargel

---

TAG 12

FRÜHSTÜCK: Kokos-Beeren-Smoothie-Bowl

MITTAGESSEN: Hühnchen-Avocado-Wrap

SNACK: Mit Hüttenkäse und Ananas gefüllte Paprika

ABENDESSEN: Mango-Avocado-Hühnersalat

TAG 13

FRÜHSTÜCK: Quinoa-Frühstücksbrei

MITTAGESSEN: Auberginen-Linsen-Curry

SNACK: Geröstete Kichererbsen mit Kurkuma

ABENDESSEN: Kurkuma-Ingwer-Linsen-Eintopf mit Spinat

TAG 14

FRÜHSTÜCK: Gurken- und Räucherlachs-Roll-Ups

MITTAGESSEN: Caprese-Avocado-Salat

SNACK: Energiebällchen aus Grünkohl und Mandelbutter

ABENDESSEN: Sesam-Knoblauch-Tofu-Pfanne mit Brokkoli und braunem Reis

TAG 15

FRÜHSTÜCK: Overnight Oats mit Kürbisgewürz

MITTAGESSEN: Quinoa und Brokkoli Buddha Bowl

SNACK: Avocado-Tomaten-Bruschetta

ABENDESSEN: Zitronen-Knoblauch-Garnelen mit Zucchininudeln

TAG 16

FRÜHSTÜCK: Quinoa-Frühstücksschüssel

MITTAGESSEN: Quinoa-Salat mit geröstetem Gemüse

SNACK: Hummus- und Gemüse-Snackplatte

ABENDESSEN: Gebackene Hähnchenbrust mit Süßkartoffeln und Spargel

TAG 17

FRÜHSTÜCK: Avocado-Toast mit pochiertem Ei

MITTAGESSEN: Mediterrane Kichererbsen Schale

SNACK: Apfel-Mandel-Energie Häppchen

ABENDESSEN: Gebratene Zitronen-Knoblauch-Garnelen mit Brokkoli und braunem Reis

TAG 18

FRÜHSTÜCK: Griechischer Joghurt perfekt

MITTAGESSEN: Mit Truthahn und Quinoa gefüllte Paprika

SNACK: Edamame- und Avocado-Salsa

ABENDESSEN: Vegetarische, mit Linsen und Spinat gefüllte Paprika

TAG 19

FRÜHSTÜCK: Haferflocken-Bananen-Pfannkuchen

MITTAGESSEN: Lachs-Gemüse-Pfanne

SNACK: Geröstete Kichererbsen mit Kurkuma und Kreuzkümmel

ABENDESSEN: Sesam-Ingwer-Tofu-Pfanne

TAG 20

FRÜHSTÜCK: Spinat-Feta-Ei-Muffins

MITTAGESSEN: Vegetarische Linsen- und Gemüsesuppe

SNACK: Mit Spinat und Feta gefüllte Pilze

ABENDESSEN: Lachs-Quinoa-Salat mit Zitronen-Dill-Dressing

TAG 21

FRÜHSTÜCK: Chia-Samen-Pudding mit Beeren

MITTAGESSEN: Salatschüssel mit Quinoa und Kichererbsen

SNACK: Reiskuchen mit Mandelbutter und Bananen

ABENDESSEN: Gebackener Kabeljau mit Zitronen Kräutern und geröstetem Gemüse

TAG 22

FRÜHSTÜCK: Süßkartoffel-Grünkohl-Frühstücks-Hash

MITTAGESSEN: Wraps mit Truthahn und Gemüsesalat

SNACK: Gurken-Hummus-Häppchen

ABENDESSEN: Vegetarisches Linsencurry mit Quinoa

TAG 23

FRÜHSTÜCK: Hüttenkäse und Obstschale

MITTAGESSEN: Quinoa-Bowl mit Süßkartoffeln und schwarzen Bohnen

SNACK: Zucchini-Walnuss-Muffins

ABENDESSEN: Mit Pilzen und Spinat gefüllte Hähnchenbrust

TAG 24

FRÜHSTÜCK: Frühstücks-Wrap mit Eiern und Gemüse

MITTAGESSEN: Quiche Becher mit Pilzen und Spinat

SNACK: Mango-Avocado-Salsa

ABENDESSEN: Gebackenes Zitronen-Knoblauch-Hähnchen mit geröstetem Gemüse

TAG 25

FRÜHSTÜCK: Frühstück Toast mit Lachs und Avocado

MITTAGESSEN: Garnelen-Gemüse-Pfanne

SNACK: Beeren-Spinat-Protein-Smoothie

ABENDESSEN: Kokos-Limetten-Garnelenpfanne

TAG 26

FRÜHSTÜCK: Pilz-Spinat-Omelett

MITTAGESSEN: Mit Quinoa und Gemüse gefüllte Paprika

SNACK: Süßkartoffel- und Kichererbsen-Pastetchen

ABENDESSEN: Gebackener Lachs in Kräuterkruste mit Quinoa und Spargel

TAG 27

FRÜHSTÜCK: Kokos-Beeren-Smoothie-Bowl

MITTAGESSEN: Hühnchen-Avocado-Wrap

SNACK: Mit Hüttenkäse und Ananas gefüllte Paprika

ABENDESSEN: Mango-Avocado-Hühnersalat

TAG 28

FRÜHSTÜCK: Quinoa-Frühstücksbrei

MITTAGESSEN: Auberginen-Linsen-Curry

SNACK: Geröstete Kurkuma-Kichererbsen

ABENDESSEN: Kurkuma-Ingwer-Linsen-Eintopf mit Spinat

TAG 29

FRÜHSTÜCK: Gurken- und Räucherlachs-Roll-Ups

MITTAGESSEN: Caprese-Avocado-Salat

SNACK: Energiebällchen aus Grünkohl und Mandelbutter

ABENDESSEN: Sesam-Knoblauch-Tofu-Pfanne mit Brokkoli und braunem Reis

TAG 30

FRÜHSTÜCK: Overnight Oats mit Kürbisgewürz

MITTAGESSEN: Quinoa und Brokkoli Buddha Bowl

SNACK: Avocado-Tomaten-Bruschetta

ABENDESSEN: Zitronen-Knoblauch-Garnelen mit Zucchininudeln

KAPITEL 3: FRÜHSTÜCK FÜR ENERGIE

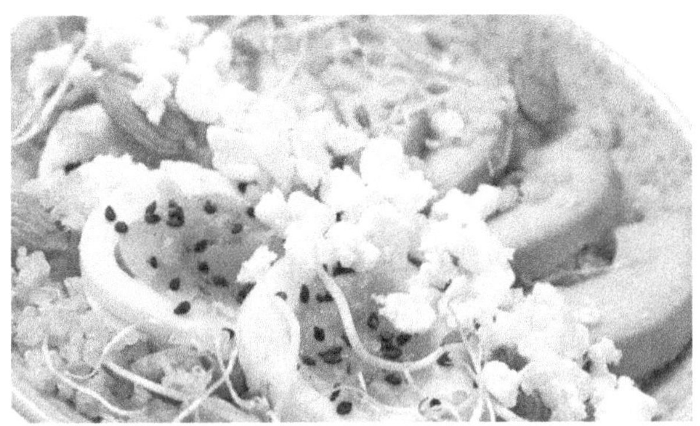

Quinoa-Frühstücksschüssel

Zutaten:

- 1 Tasse gekochte Quinoa
- 1/2 Tasse Blaubeeren
- 1/2 Tasse geschnittene Erdbeeren
- 1 Esslöffel Chiasamen
- 1 Esslöffel Honig
- 1/4 Tasse gehackte Mandeln
- 1/2 Tasse Mandelmilch (oder eine beliebige Milch Ihrer Wahl)
- 1 Teelöffel Leinsamen (optional)

Richtungen:

1. Quinoa nach Packungsanleitung kochen.

2. In einer Schüssel gekochtes Quinoa, Blaubeeren, geschnittene Erdbeeren, Chiasamen und gehackte Mandeln vermischen.

3. Die Mischung mit Honig beträufeln und Mandelmilch darübergießen.

4. Gut vermischen, bis alle Zutaten gleichmäßig verteilt sind.

5. Streuen Sie Leinsamen darüber, um den Nährwert zusätzlich zu steigern (optional).

6. Sofort servieren und ein nahrhaftes, proteinreiches Frühstück genießen.

Avocado-Toast mit pochiertem Ei

Zutaten:

- 1 Scheibe Vollkornbrot
- 1/2 reife Avocado
- 1 pochiertes Ei
- 1 Teelöffel Olivenöl
- Salz und Pfeffer nach Geschmack
- Optionale Toppings: Kirschtomaten, Microgreens oder eine Prise Kurkuma.

Richtungen:

1. Toasten Sie das Vollkornbrot nach Belieben.

2. Während das Brot röstet, die reife Avocado in einer Schüssel zerdrücken und eine Prise Salz und Pfeffer hinzufügen.

3. Sobald das Brot geröstet ist, verteilen Sie die zerdrückte Avocado gleichmäßig darauf.

4. Wasser in einer Pfanne erhitzen, bis es köchelt. Schlagen Sie ein Ei in eine kleine Schüssel und lassen Sie es vorsichtig in das kochende Wasser gleiten. Das Ei etwa 3-4 Minuten pochieren.

5. Nehmen Sie das pochierte Ei vorsichtig mit einem Schaumlöffel heraus und legen Sie es auf das mit Avocado bedeckte Toastbrot.

6. Das pochierte Ei und die Avocado mit Olivenöl beträufeln und nach Belieben mit Toppings belegen.

7. Mit etwas mehr Salz und Pfeffer abschmecken.

Griechischer Joghurt perfekt

Zutaten:

- 1 Tasse griechischer Joghurt (ungesüßt)
- 1/2 Tasse gemischte Beeren (Blaubeeren, Himbeeren, Erdbeeren)
- 1 Esslöffel Honig oder Ahornsirup

- 1/4 Tasse Müsli (wählen Sie eine zuckerarme Vollkorn Variante)
- 1 Esslöffel gehackte Nüsse (Mandeln, Walnüsse oder nach Belieben)
- 1/2 Teelöffel Chiasamen (optional)
- Eine Prise Zimt

Richtungen:

1. Beginnen Sie in einem Glas oder einer Schüssel mit einer Schicht griechischem Joghurt.
2. Eine Schicht gemischte Beeren auf den Joghurt geben.
3. Honig oder Ahornsirup über die Beeren träufeln.
4. Streuen Sie das Müsli gleichmäßig auf die Beeren Schicht.
5. Geben Sie eine weitere Schicht griechischen Joghurt auf das Müsli.
6. Streuen Sie gehackte Nüsse und Chiasamen (falls verwendet) über die zweite Joghurt-Schicht.
7. Zum Schluss eine weitere Schicht gemischte Beeren darauf verteilen.
8. Streuen Sie für zusätzlichen Geschmack etwas Zimt darüber.
9. Sofort servieren und dieses köstliche und proteinreiche Parfait genießen.

Haferflocken-Bananen-Pfannkuchen

Zutaten:

- 1 reife Banane, zerdrückt
- 1/2 Tasse Haferflocken
- 2 Eier
- 1/2 Teelöffel Backpulver
- 1/2 Teelöffel Vanilleextrakt
- Prise Zimt
- 1 Esslöffel Kokosöl (zum Kochen)
- Frische Beeren und ein Schuss Honig als Topping

Richtungen:

1. In einem Mixer oder einer Küchenmaschine die zerdrückte Banane, Haferflocken, Eier, Backpulver, Vanilleextrakt und Zimt vermischen. Mischen, bis ein glatter Teig entsteht.
2. Kokosöl in einer beschichteten Pfanne bei mittlerer Hitze erhitzen.
3. Gießen Sie kleine Mengen Teig in die Pfanne, um Pfannkuchen zu formen.
4. Auf jeder Seite 2-3 Minuten braten, bis sie goldbraun sind.
5. Sobald die Pfannkuchen fertig sind, stapeln Sie sie auf einen Teller.
6. Mit frischen Beeren belegen und mit Honig beträufeln.

7. Warm servieren und diese nahrhaften Haferflocken-Bananen-Pfannkuchen genießen.

Spinat-Feta-Ei-Muffins

Zutaten:

- 4 große Eier
- 1 Tasse frischer Spinat, gehackt
- 1/4 Tasse Feta-Käse, zerbröselt
- 1/4 Tasse Kirschtomaten, gewürfelt
- 1/4 Tasse rote Paprika, gewürfelt
- Salz und Pfeffer nach Geschmack
- Koch Spray oder etwas Olivenöl zum Einfetten der Muffinform

Richtungen:

1. Heizen Sie Ihren Backofen auf 350 °F (175 °C) vor.
2. In einer Schüssel die Eier verquirlen und mit Salz und Pfeffer würzen.
3. Gehackten Spinat, Fetakäse, Tomatenwürfel und rote Paprika zur Eiermischung geben. Gut mischen.
4. Eine Muffinform mit Kochspray oder etwas Olivenöl einfetten.
5. Die Ei-Gemüse-Mischung gleichmäßig in die Muffinförmchen füllen.

6. Im vorgeheizten Ofen 15–20 Minuten backen oder bis die Eier Muffins fest sind und oben leicht gebräunt sind.

7. Lassen Sie sie einige Minuten abkühlen, bevor Sie sie aus der Muffinform nehmen.

8. Warm servieren und diese aromatischen Spinat-Feta-Ei-Muffins genießen.

Chia-Samen-Pudding mit Beeren

Zutaten:

- 3 Esslöffel Chiasamen
- 1 Tasse ungesüßte Mandelmilch (oder eine beliebige Milch Ihrer Wahl)
- 1/2 Teelöffel Vanilleextrakt
- 1 Esslöffel Ahornsirup oder Honig
- Gemischte Beeren (Erdbeeren, Blaubeeren, Himbeeren) zum Garnieren
- Gehobelte Mandeln oder Kokosraspeln zum Garnieren (optional)

Richtungen:

1. In einer Schüssel Chiasamen, Mandelmilch, Vanilleextrakt und Ahornsirup vermischen. Gut umrühren.

2. Lassen Sie die Mischung 5 Minuten ruhen und rühren Sie dann erneut um, um ein Verklumpen zu verhindern.

3. Decken Sie die Schüssel ab und stellen Sie sie mindestens 2 Stunden oder über Nacht in den Kühlschrank, damit die Chiasamen die Flüssigkeit aufnehmen und eine puddingartige Konsistenz bilden können.

4. Sobald der Chia-Pudding fest geworden ist, rühren Sie ihn gut um.

5. Den Chia-Pudding in Schüsseln oder Gläser füllen.

6. Mit gemischten Beeren belegen und nach Belieben mit Mandelblättchen oder Kokosraspeln garnieren.

7. Servieren Sie ihn gekühlt und genießen Sie diesen nährstoffreichen Chiasamen-Pudding als erfrischendes Frühstück.

Süßkartoffel-Grünkohl-Frühstücks-Hash

Zutaten:

- 1 mittelgroße Süßkartoffel, geschält und gewürfelt
- 1 Tasse Grünkohl, gehackt
- 1/2 Zwiebel, fein gehackt
- 2 Eier
- 1 Esslöffel Olivenöl
- Salz und Pfeffer nach Geschmack
- Optional: eine Prise Paprika oder Cayennepfeffer für zusätzlichen Geschmack

Richtungen:

1. In einer Pfanne Olivenöl bei mittlerer Hitze erhitzen.

2. Fein gehackte Zwiebeln dazugeben und glasig dünsten.

3. Gewürfelte Süßkartoffeln in die Pfanne geben und kochen, bis sie zart und an den Rändern leicht knusprig sind.

4. Geben Sie den gehackten Grünkohl hinein und kochen Sie weiter, bis der Grünkohl welk ist.

5. Für die Eier zwei Mulden in die Süßkartoffel-Grünkohl-Mische formen.

6. Schlagen Sie in jede Mulde ein Ei auf, decken Sie die Pfanne ab und lassen Sie die Eier bis zum gewünschten Gargrad kochen.

7. Salz, Pfeffer und optional Paprika oder Cayennepfeffer für zusätzlichen Geschmack würzen.

8. Sobald die Eier gekocht sind, servieren Sie das Frühstücks-Hash heiß.

Hüttenkäse und Obstschale

Zutaten:

- 1 Tasse fettarmer Hüttenkäse
- 1/2 Tasse frische Ananasstücke
- 1/2 Tasse Mangoscheiben
- 1/4 Tasse Granatapfelkerne

- 1 Esslöffel gehackte Minzblätter
- 1 Esslöffel Leinsamen oder Chiasamen (optional)
- Ein Schuss Honig oder Ahornsirup (optional)

Richtungen:

1. Den fettarmen Hüttenkäse als Basis in eine Schüssel geben.
2. Geben Sie frische Ananasstücke, Mangoscheiben und Granatapfelkerne darüber.
3. Gehackte Minzblätter über die Früchte streuen.
4. Fügen Sie bei Bedarf Leinsamen oder Chiasamen hinzu, um den Nährwert zusätzlich zu steigern.
5. Für die Süße optional Honig oder Ahornsirup darüber träufeln.
6. Die Zutaten vorsichtig vermischen oder in Schichten genießen.
7. Servieren Sie gekühlt und genießen Sie diese erfrischende und proteinreiche Schüssel mit Hüttenkäse und Obst.

Frühstücks-Wrap mit Eiern und Gemüse

Zutaten:

- 2 große Eier, geschlagen
- 1 Vollkorn- oder Spinat-Tortilla

- 1/2 Tasse gemischtes Gemüse (Paprika, Kirschtomaten, Spinat), gewürfelt
- 1 Esslöffel Feta-Käse, zerbröckelt
- 1 Teelöffel Olivenöl
- Salz und Pfeffer nach Geschmack
- Optional: Salsa- oder Avocadoscheiben zum Servieren

Richtungen:

1. Olivenöl in einer Pfanne bei mittlerer Hitze erhitzen.
2. Das gemischte Gemüse dazugeben und anbraten, bis es zart-knusprig ist.
3. Die geschlagenen Eier über das Gemüse in die Pfanne gießen.
4. Rühren Sie die Eier vorsichtig mit dem Gemüse um, bis sie vollständig gar sind.
5. Den Feta-Käse über die Ei-Gemüse-Mischung streuen und leicht schmelzen lassen.
6. Mit Salz und Pfeffer abschmecken.
7. Erwärmen Sie die Tortilla einige Sekunden lang in einer Pfanne oder Mikrowelle.
8. Die Ei-Gemüse-Mischung in die Mitte der Tortilla geben.
9. Fügen Sie optional Salsa- oder Avocadoscheiben für zusätzlichen Geschmack hinzu.

10. Falten Sie die Seiten der Tortilla und rollen Sie sie zu einem Wrap.

11. Sofort servieren und diesen proteinreichen und mit Gemüse gefüllten Frühstückswrap genießen.

Frühstückstoast mit Lachs und Avocado

Zutaten:

- 1 Scheibe Vollkornbrot oder eine glutenfreie Alternative
- 2 Unzen geräucherter Lachs
- 1/2 reife Avocado, püriert
- 1 Teelöffel Kapern
- Frischer Dill zum Garnieren
- Zitronenscheibe zum Auspressen
- Salz und Pfeffer nach Geschmack

Richtungen:

1. Toasten Sie das Vollkornbrot nach Belieben.

2. Verteilen Sie die zerdrückte Avocado gleichmäßig auf das geröstete Brot.

3. Geräucherte Lachsscheiben über die zerdrückte Avocado legen.

4. Kapern über den Lachs streuen.

5. Mit Salz und Pfeffer abschmecken.

6. Mit frischem Dill garnieren.

7. Drücken Sie für zusätzliche Frische eine Zitronenscheibe
   darüber.

8. Sofort servieren und diesen nährstoffreichen
   Frühstückstoast mit Lachs und Avocado genießen.

Pilz-Spinat-Omelett

Zutaten:

- 2 große Eier
- 1/2 Tasse geschnittene Pilze
- 1 Tasse frischer Spinat, gehackt
- 1/4 Tasse gewürfelte rote Paprika
- 1 Esslöffel Olivenöl
- Salz und Pfeffer nach Geschmack
- 2 Esslöffel geriebener Parmesankäse (optional)

Richtungen:

1. In einer Schüssel die Eier verquirlen und mit Salz und
   Pfeffer würzen.

2. Olivenöl in einer beschichteten Pfanne bei mittlerer
   Hitze erhitzen.

3. In Scheiben geschnittene Champignons und gewürfelte
   rote Paprika in die Pfanne geben. Anbraten, bis sie weich
   sind.

4. Gehackten Spinat in die Pfanne geben und kochen, bis er
   zusammenfällt.

5. Schieben Sie das Gemüse auf eine Seite der Pfanne und gießen Sie die geschlagenen Eier auf die andere Seite.

6. Lassen Sie die Eier leicht fest werden und rühren Sie sie dann vorsichtig unter das Gemüse.

7. Kochen, bis die Eier vollständig fest sind und das Gemüse gleichmäßig verteilt ist.

8. Nach Belieben eine Hälfte davon mit Parmesankäse bestreuen, Omelett.

9. Das Omelett in der Mitte falten und auf einen Teller schieben.

10. Heiß servieren und dieses proteinreiche Pilz-Spinat-Omelett genießen.

Kokos-Beeren-Smoothie-Bowl

Zutaten:

- 1 Tasse gemischte Beeren (Erdbeeren, Blaubeeren, Himbeeren)
- 1 gefrorene Banane, in Scheiben geschnitten
- 1/2 Tasse ungesüßte Kokosmilch
- 1/4 Tasse griechischer Joghurt
- 2 Esslöffel Kokosraspeln (ungesüßt)
- 1 Esslöffel Chiasamen
- 1 Esslöffel Mandelbutter

- Optionale Toppings: zusätzliche Beeren, Mandelblättchen oder ein Schuss Honig

Richtungen:

1. Mischen Sie in einem Mixer gemischte Beeren, gefrorene Bananenscheiben, Kokosmilch, griechisches Joghurt, Kokosraspeln, Chiasamen und Mandelbutter.

2. Mixen, bis eine glatte und cremige Masse entsteht. Fügen Sie bei Bedarf mehr Kokosmilch hinzu, um die gewünschte Konsistenz zu erreichen.

3. Den Smoothie in eine Schüssel geben.

4. Nach Belieben mit weiteren Beeren, gehobelten Mandeln oder einem Spritzer Honig belegen.

5. Sofort servieren und diese erfrischende und nährstoffreiche Kokosnuss-Beeren-Smoothie-Bowl genießen.

Quinoa-Frühstücksbrei

Zutaten:

- 1/2 Tasse Quinoa (abgespült)
- 1 Tasse Mandelmilch (ungesüßt)
- 1/2 Teelöffel gemahlener Zimt
- 1/4 Teelöffel Vanilleextrakt
- 1 Esslöffel gehackte Nüsse (Walnüsse, Mandeln oder nach Wahl)

- 1 Esslöffel Trockenfrüchte (Rosinen, Preiselbeeren oder Aprikosen)
- 1 Esslöffel Ahornsirup oder Honig
- Frische Beeren zum Garnieren

Richtungen:

1. In einem Topf Quinoa und Mandelmilch vermischen. Zum sanften Kochen bringen.
2. Hitze reduzieren, Zimt hinzufügen und köcheln lassen, bis die Quinoa gar ist und die meiste Flüssigkeit aufgesogen ist (ca. 15 Minuten).
3. Vanilleextrakt, gehackte Nüsse und Trockenfrüchte unterrühren.
4. Je nach Geschmack mit Ahornsirup oder Honig süßen.
5. Vom Herd nehmen und eine Minute ruhen lassen, damit es eindickt.
6. Den Quinoa-Porridge in eine Schüssel geben.
7. Mit frischen Beeren belegen.
8. Warm servieren und genießen Sie diesen proteinreichen und ballaststoffreichen Quinoa-Frühstücksbrei.

Gurken- und Räucherlachs-Roll-Ups

Zutaten:

- 1 mittelgroße Gurke
- 4 Unzen geräucherter Lachs

- 1/4 Tasse Schlagsahne oder griechischer Joghurt
- 1 Esslöffel Kapern
- Frischer Dill zum Garnieren
- Zitronenspalten zum Servieren

Richtungen:

1. Schneiden Sie die Gurke mit einem Gemüseschäler der Länge nach in dünne, lange Streifen.

2. Legen Sie die Gurkenscheiben auf eine saubere Oberfläche.

3. Auf jede Gurkenscheibe eine dünne Schicht Schlagsahne oder griechischen Joghurt streichen.

4. Eine Scheibe Räucherlachs auf den Frischkäse oder Joghurt legen.

5. Kapern gleichmäßig über den Räucherlachs streuen.

6. Rollen Sie jede Gurkenscheibe vorsichtig zu einer sauberen Rolle auf.

7. Bei Bedarf mit Zahnstochern befestigen.

8. Mit frischem Dill garnieren.

9. Für einen Hauch von Helligkeit mit Zitronenschnitzel als Beilage servieren.

10. Genießen Sie diese erfrischenden und proteinreichen Gurken- und Räucherlachs-Röllchen.

Overnight Oats mit Kürbisgewürz

Zutaten:

- 1/2 Tasse Haferflocken
- 1/2 Tasse Kürbispüree aus der Dose
- 1/2 Tasse ungesüßte Mandelmilch
- 1 Esslöffel Chiasamen
- 1/2 Teelöffel Kürbiskuchengewürz
- 1 Esslöffel Ahornsirup oder Honig
- 1/4 Tasse gehackte Pekannüsse oder Walnüsse (optional)
- Griechischer Joghurt zum Garnieren (optional)

Richtungen:

1. Kombinieren Sie in einem Glas oder Behälter Haferflocken, Kürbispüree, Mandelmilch, Chiasamen, Kürbiskuchengewürz und Ahornsirup.
2. Gut umrühren, um sicherzustellen, dass die Zutaten gleichmäßig vermischt sind.
3. Decken Sie das Glas oder den Behälter ab und stellen Sie es über Nacht oder für mindestens 4 Stunden in den Kühlschrank, damit die Haferflocken die Flüssigkeit aufnehmen können.
4. Vor dem Servieren die Mischung gut umrühren.
5. Nach Belieben mit gehackten Nüssen und einem Klecks griechischem Joghurt belegen.

6. Kühl servieren und diese aromatischen Kürbisgewürz-Overnight-Oats genießen.

Brokkoli-Ziegenkäse-Frittata

Zutaten:

- 4 große Eier
- 1 Tasse Brokkoliröschen, gedünstet oder blanchiert
- 2 Unzen Ziegenkäse, zerbröselt
- 1/4 Tasse Kirschtomaten, halbiert
- 1/4 Tasse rote Zwiebel, fein gehackt
- 1 Esslöffel Olivenöl
- Salz und Pfeffer nach Geschmack
- Frischer Basilikum oder Petersilie zum Garnieren

Richtungen:

1. Heizen Sie Ihren Backofen Grill vor.
2. In einer Schüssel die Eier verquirlen und mit Salz und Pfeffer würzen.
3. Olivenöl in einer ofenfesten Pfanne bei mittlerer Hitze erhitzen.
4. Fein gehackte rote Zwiebeln in die Pfanne geben und anbraten, bis sie weich sind.
5. Gedünstete oder blanchierte Brokkoliröschen und halbierte Kirschtomaten in die Pfanne geben. Weitere 2-3 Minuten kochen lassen.

6. Die verquirlten Eier über das Gemüse in die Pfanne gießen.

7. Lassen Sie die Eier an den Rändern fest werden und streuen Sie dann den zerkrümelten Ziegenkäse gleichmäßig darüber.

8. Stellen Sie die Pfanne auf den vorgeheizten Grill und lassen Sie sie 3–5 Minuten lang garen, bis die Frittata fest ist und oben leicht gebräunt ist.

9. Aus dem Ofen nehmen, mit frischem Basilikum oder Petersilie garnieren und kurz abkühlen lassen.

10. Schneiden Sie diese köstlichen und proteinreichen Brokkoli-Ziegenkäse-Frittata in Scheiben und servieren Sie sie.

Truthahn-Gemüse-Frühstücks-Burrito

Zutaten:

- 2 große Eier, Rührei
- 1 Vollkorn- oder Spinat-Tortilla
- 2 Unzen magere Putenbrust oder Truthahnspeck, gekocht und zerbröselt
- 1/4 Tasse Paprika (jede Farbe), gewürfelt
- 1/4 Tasse schwarze Bohnen, abgespült und abgetropft
- 1 Esslöffel Salsa
- 1 Esslöffel geriebener Cheddar-Käse

- Frischer Koriander zum Garnieren

Richtungen:

1. Kochen Sie in einer Pfanne die magere Putenbrust oder den mageren Speck, bis sie gebräunt und durchgegart sind. Aus der Pfanne nehmen und zerkrümeln.

2. In derselben Pfanne gewürfelte Paprika hinzufügen und kochen, bis sie leicht zart sind.

3. Die Rühreier in die Pfanne geben und kochen, bis sie fest sind.

4. Erwärmen Sie die Tortilla einige Sekunden lang in einer Pfanne oder Mikrowelle.

5. Stellen Sie den Burrito zusammen, indem Sie Rührei, zerbröckelte Putenwurst oder Speck, schwarze Bohnen, Salsa und geriebenen Cheddar-Käse in die Mitte der Tortilla legen.

6. Falten Sie die Seiten der Tortilla und rollen Sie sie zu einem Burrito.

7. Mit frischem Koriander garnieren.

8. Sofort servieren und diesen proteinreichen und mit Gemüse gefüllten Frühstücks-Burrito genießen.

Blaubeer-Mandel-Overnight-Oats

Zutaten:

- 1/2 Tasse Haferflocken

- 1/2 Tasse ungesüßte Mandelmilch
- 1/4 Tasse griechischer Joghurt
- 1/2 Tasse frische Blaubeeren
- 1 Esslöffel Mandelbutter
- 1 Esslöffel Chiasamen
- 1 Teelöffel Honig oder Ahornsirup (optional)
- Als Topping gehobelte Mandeln

Richtungen:

1. Kombinieren Sie in einem Glas oder Behälter Haferflocken, Mandelmilch, griechischen Joghurt, Mandel Butter, Chiasamen und nach Wunsch Honig oder Ahornsirup.
2. Gut umrühren, um sicherzustellen, dass alle Zutaten gleichmäßig vermischt sind.
3. Frische Blaubeeren vorsichtig unterheben.
4. Decken Sie das Glas oder den Behälter ab und stellen Sie es über Nacht oder für mindestens 4 Stunden in den Kühlschrank, damit die Haferflocken die Flüssigkeit aufnehmen können.
5. Vor dem Servieren die Mischung gut umrühren.
6. Mit gehobelten Mandeln belegen.
7. Kühl servieren und diese aromatischen Blaubeer-Mandel-Overnight-Oats genießen.

Frühstückspfanne mit Kichererbsen und Spinat

Zutaten:

- 1 Dose (15 oz) Kichererbsen, abgetropft und abgespült
- 2 Tassen frischer Spinat, gehackt
- 1/2 Tasse Kirschtomaten, halbiert
- 1/4 Tasse rote Zwiebel, fein gehackt
- 2 Knoblauchzehen, gehackt
- 2 Esslöffel Olivenöl
- 1 Teelöffel gemahlener Kreuzkümmel
- Salz und Pfeffer nach Geschmack
- 2 große Eier
- Frische Petersilie zum Garnieren

Richtungen:

1. In einer Pfanne Olivenöl bei mittlerer Hitze erhitzen.

2. Fein gehackte rote Zwiebeln und gehackten Knoblauch in die Pfanne geben. Sautieren, bis es weich ist.

3. Kichererbsen und Kirschtomaten in die Pfanne geben. 3-4 Minuten kochen lassen.

4. Streuen Sie gemahlenen Kreuzkümmel über die Kichererbsen und rühren Sie um, bis sie gleichmäßig bedeckt sind.

5. Gehackten Spinat in die Pfanne geben und kochen, bis er zusammenfällt.

6. In die Masse zwei Mulden für die Eier formen.

7. Schlagen Sie in jede Mulde ein Ei auf, decken Sie die Pfanne ab und lassen Sie die Eier bis zum gewünschten Gargrad kochen.

8. Mit Salz und Pfeffer abschmecken.

9. Mit frischer Petersilie garnieren.

10. Heiß servieren und diese proteinreiche und mit Gemüse gefüllte Frühstückspfanne aus Kichererbsen und Spinat genießen.

Tomaten-Basilikum-Avocado-Toast

Zutaten:

- 1 Scheibe Vollkornbrot oder eine glutenfreie Alternative
- 1/2 reife Avocado, püriert
- 1 mittelgroße Tomate, in Scheiben geschnitten
- Frische Basilikumblätter
- 1 Teelöffel Olivenöl
- Balsamico-Glasur zum Beträufeln (optional)
- Salz und Pfeffer nach Geschmack

Richtungen:

1. Toasten Sie das Vollkornbrot nach Belieben.

2. Verteilen Sie die zerdrückte Avocado gleichmäßig auf das geröstete Brot.

3. Tomatenscheiben auf dem Avocadopüree anrichten.

4. Frische Basilikumblätter zupfen und über die Tomaten streuen.

5. Olivenöl über die Tomaten und das Basilikum träufeln.

6. Fügen Sie optional ein paar Tropfen Balsamico-Glasur für zusätzlichen Geschmack hinzu.

7. Nach Geschmack mit Salz und Pfeffer bestreuen.

8. Sofort servieren und diesen erfrischenden und nährstoffreichen Avocado-Toast mit Tomaten und Basilikum genießen.

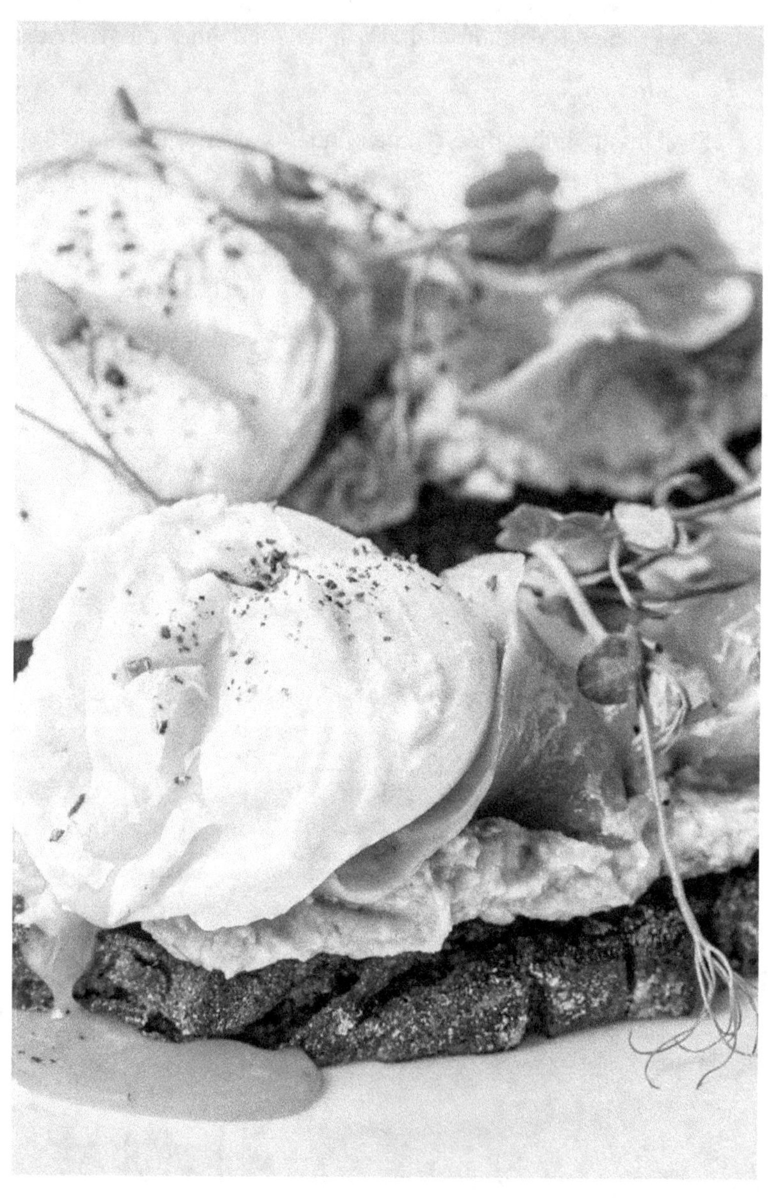

KAPITEL 4: MITTAGESSEN ZUR WERTSTOFFRÜCKGEWINNUNG

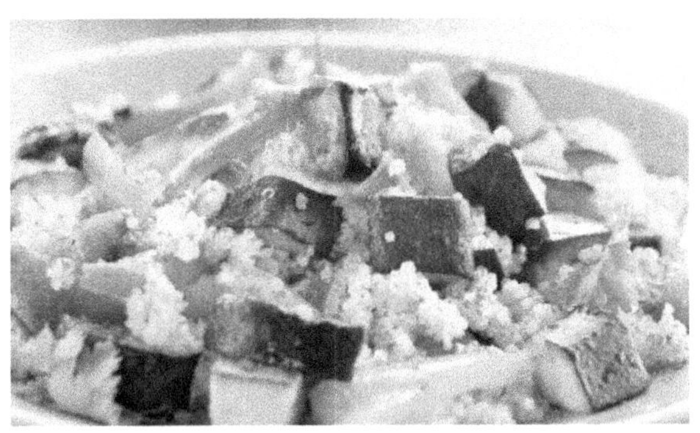

Quinoa-Salat mit geröstetem Gemüse

Zutaten:

- 1 Tasse Quinoa, abgespült
- 2 Tassen gemischtes Gemüse (Zucchini, Kirschtomaten, Paprika)
- 1 Esslöffel Olivenöl
- 1 Teelöffel getrockneter Oregano
- 1/2 Teelöffel Knoblauchpulver
- Salz und Pfeffer nach Geschmack
- 1 Dose (15 oz) Kichererbsen, abgetropft und abgespült
- 1/4 Tasse Feta-Käse, zerbröselt
- 2 Esslöffel frischer Zitronensaft
- Frische Petersilie zum Garnieren

Richtungen:

1. Heizen Sie den Ofen auf 400 °F (200 °C) vor.

2. In einer Schüssel das Gemischte Gemüse mit Olivenöl, getrocknetem Oregano, Knoblauchpulver, Salz und Pfeffer vermengen.

3. Das gewürzte Gemüse in einer Schicht auf einem Backblech verteilen.

4. Im vorgeheizten Ofen 20–25 Minuten rösten, bis das Gemüse zart und leicht karamellisiert ist.

5. Während das Gemüse röstet, muss Quinoa nach Packungsanleitung kochen.

6. In einer großen Schüssel gekochtes Quinoa, geröstetes Gemüse, Kichererbsen und zerbröseltem Feta-Käse vermengen.

7. Die Mischung mit frischem Zitronensaft beträufeln und vermengen.

8. Mit frischer Petersilie garnieren.

9. Bei Bedarf mit zusätzlichem Salz und Pfeffer würzen.

10. Den Quinoa-Salat zimmerwarm oder gekühlt servieren.

Mediterrane Kichererbsen Schale

Zutaten:

- 1 Tasse gekochter Quinoa oder brauner Reis
- 1 Dose (15 oz) Kichererbsen, abgetropft und abgespült

- 1 Tasse Kirschtomaten, halbiert
- 1 Gurke, gewürfelt
- 1/4 Tasse Kalamata-Oliven, in Scheiben geschnitten
- 1/4 Tasse rote Zwiebel, fein gehackt
- 2 Esslöffel Feta-Käse, zerbröckelt
- 2 Esslöffel natives Olivenöl extra
- 1 Esslöffel Balsamico-Essig
- Frische Petersilie zum Garnieren
- Salz und Pfeffer nach Geschmack

Richtungen:

1. In einer Schüssel gekochten Quinoa oder braunen Reis, Kichererbsen, Kirschtomaten, Gurken, Kalamata-Oliven, rote Zwiebeln und Feta-Käse vermischen.

2. In einer kleinen Schüssel natives Olivenöl extra und Balsamico-Essig verrühren, um das Dressing herzustellen.

3. Das Dressing über die Kichererbsen Mischung träufeln und vermengen, bis es gleichmäßig bedeckt ist.

4. Mit Salz und Pfeffer abschmecken.

5. Mit frischer Petersilie garnieren.

6. Servieren Sie die mediterrane Kichererbsen Schale zimmerwarm oder gekühlt.

Mit Truthahn und Quinoa gefüllte Paprika

Zutaten:

- 4 Paprika, halbiert und entkernt
- 1 Tasse gekochte Quinoa
- 1/2 Pfund mageres Putenhackfleisch
- 1 Tasse schwarze Bohnen, abgetropft und abgespült
- 1 Tasse gewürfelte Tomaten
- 1/2 Tasse Maiskörner
- 1/2 Teelöffel Kreuzkümmel
- 1/2 Teelöffel Chilipulver
- Salz und Pfeffer nach Geschmack
- 1 Tasse geriebener Cheddar-Käse
- Frischer Koriander zum Garnieren

Richtungen:

1. Heizen Sie den Ofen auf 375 °F (190 °C) vor.
2. In einer Pfanne bei mittlerer Hitze das Putenhackfleisch anbraten, bis es braun ist. Mit Kreuzkümmel, Chilipulver, Salz und Pfeffer würzen.
3. In einer großen Schüssel die gekochte Quinoa, die schwarzen Bohnen, die Tomatenwürfel, den Mais und das gewürzte Putenhackfleisch vermengen.
4. Die Paprikahälften in eine Auflaufform legen.
5. Die Truthahn-Quinoa-Mischung in jede Paprikahälfte geben.

6. Belegen Sie jede gefüllte Paprika mit geriebenem Cheddar-Käse.

7. Decken Sie die Auflaufform mit Folie ab und backen Sie sie im vorgeheizten Ofen 25–30 Minuten lang oder bis die Paprika weich sind.

8. Die Folie entfernen und weitere 5 Minuten backen oder bis der Käse geschmolzen ist und Blasen bildet.

9. Mit frischem Koriander garnieren.

10. Servieren Sie diese mit Truthahn und Quinoa gefüllten Paprika heiß.

Lachs-Gemüse-Pfanne

Zutaten:

- 2 Lachsfilets, ohne Haut und ohne Knochen
- 2 Tassen Brokkoliröschen
- 1 rote Paprika, in Scheiben geschnitten
- 1 Karotte, Julienne
- 2 Esslöffel natriumarme Sojasauce
- 1 Esslöffel Honig oder Ahornsirup
- 1 Esslöffel Olivenöl
- 2 Knoblauchzehen, gehackt
- 1 Teelöffel geriebener Ingwer
- Sesamsamen zum Garnieren
- Frühlingszwiebeln zum Garnieren

Richtungen:

1. Den Lachs in mundgerechte Stücke schneiden.

2. In einer kleinen Schüssel Sojasauce und Honig oder Ahornsirup verrühren, um die Sauce herzustellen.

3. Olivenöl in einer großen Pfanne oder einem Wok bei mittlerer bis hoher Hitze erhitzen.

4. Gehackten Knoblauch und geriebenen Ingwer in die Pfanne geben und 30 Sekunden anbraten.

5. Brokkoli, rote Paprika und Julienne-Karotten in die Pfanne geben. 3–4 Minuten unter Rühren braten, bis das Gemüse leicht zart ist.

6. Schieben Sie das Gemüse auf eine Seite der Pfanne und fügen Sie die Lachsstücke hinzu. Pro Seite 2-3 Minuten braten, bis der Lachs gar ist.

7. Gießen Sie die Soße über den Lachs und das Gemüse und rühren Sie um, bis alles gleichmäßig bedeckt ist. Weitere 1-2 Minuten kochen lassen.

8. Mit Sesamkörnern und geschnittenen Frühlingszwiebeln garnieren.

9. Servieren Sie die Lachs-Gemüse-Pfanne heiß über braunem Reis oder Quinoa.

Vegetarische Linsen- und Gemüsesuppe

Zutaten:

- 1 Tasse getrocknete grüne oder braune Linsen, abgespült
- 1 Zwiebel, gewürfelt
- 2 Karotten, in Scheiben geschnitten
- 2 Selleriestangen, gehackt
- 2 Knoblauchzehen, gehackt
- 1 Dose (14 oz) gewürfelte Tomaten
- 6 Tassen Gemüsebrühe
- 1 Teelöffel gemahlener Kreuzkümmel
- 1/2 Teelöffel geräuchertes Paprikapulver
- Salz und Pfeffer nach Geschmack
- 2 Tassen Grünkohl, gehackt
- 1 Esslöffel Olivenöl
- Frische Petersilie zum Garnieren
- Zitronenspalten zum Servieren

Richtungen:

1. In einem großen Topf Olivenöl bei mittlerer Hitze erhitzen.

2. Gewürfelte Zwiebeln, geschnittene Karotten, gehackte Sellerie und gehackten Knoblauch hinzufügen. Anbraten, bis das Gemüse weich ist.

3. Getrocknete Linsen, Tomaten, Würfel, Gemüsebrühe, gemahlenes Kreuzkümmel, geräuchertes Paprikapulver, Salz und Pfeffer unterrühren.

4. Bringen Sie die Suppe zum Kochen, reduzieren Sie dann die Hitze auf eine niedrige Stufe und lassen Sie sie etwa 25 bis 30 Minuten lang köcheln, bis die Linsen weich sind.

5. Gehackten Grünkohl in die Suppe geben und weitere 5 Minuten kochen, bis der Grünkohl zusammengefallen ist.

6. Bei Bedarf nachwürzen.

7. Suppe in Schüsseln füllen, mit frischer Petersilie garnieren.

8. Heiß mit Zitronenspalten als Beilage servieren.

Salatschüssel mit Quinoa und Kichererbsen

Zutaten:

- 1 Tasse gekochte Quinoa
- 1 Dose (15 oz) Kichererbsen, abgetropft und abgespült
- 1 Gurke, gewürfelt
- 1 Tasse Kirschtomaten, halbiert
- 1/4 Tasse rote Zwiebel, fein gehackt
- 1/4 Tasse Feta-Käse, zerbröselt
- 2 Esslöffel natives Olivenöl extra

- 1 Esslöffel Balsamico-Essig
- 1 Teelöffel Dijon-Senf
- 1 Teelöffel getrockneter Oregano
- Salz und Pfeffer nach Geschmack
- Frische Petersilie zum Garnieren

Richtungen:

1. In einer großen Schüssel gekochtes Quinoa, Kichererbsen, Gurkenwürfel, halbierte Kirschtomaten, gehackte rote Zwiebeln und zerbröseltem Feta-Käse vermischen.

2. In einer kleinen Schüssel natives Olivenöl extra, Balsamico-Essig, Dijon-Senf, getrockneten Oregano, Salz und Pfeffer verrühren, um das Dressing zu backen.

3. Das Dressing über die Salatmischung träufeln und vermengen, bis es gleichmäßig bedeckt ist.

4. Bei Bedarf nachwürzen.

5. Mit frischer Petersilie garnieren.

6. Servieren Sie die Quinoa-Kichererbsen-Salat-Schüssel bei Zimmertemperatur oder gekühlt.

Wraps mit Truthahn und Gemüsesalat

Zutaten:

- 1 Pfund mageres Putenhackfleisch
- 1 Esslöffel Olivenöl

- 1 Zwiebel, fein gehackt

- 2 Knoblauchzehen, gehackt

- 1 Zucchini, gewürfelt

- 1 rote Paprika, gewürfelt

- 1 Tasse Kirschtomaten, geviertelt

- 1 Teelöffel gemahlener Kreuzkümmel

- 1 Teelöffel geräuchertes Paprikapulver

- Salz und Pfeffer nach Geschmack

- Eisberg- oder Butter Salatblätter zum Einwickeln

- 1/4 Tasse griechischer Naturjoghurt (optional, als Belag)

- Frischer Koriander zum Garnieren

Richtungen:

1. In einer großen Pfanne Olivenöl bei mittlerer Hitze erhitzen.

2. Fein gehackte Zwiebeln und gehackten Knoblauch in die Pfanne geben. Sautieren, bis es weich ist.

3. Geben Sie das Putenhackfleisch in die Pfanne und kochen Sie es, bis es braun ist.

4. Gewürfelte Zucchini, rote Paprika und geviertelte Kirschtomaten unterrühren.

5. Mit gemahlenem Kreuzkümmel, geräuchertem Paprika, Salz und Pfeffer würzen. Weitere 5–7 Minuten kochen, bis das Gemüse weich ist.

6. Für Wraps die Salatblätter waschen und trennen.

7. Die Puten Gemüse-Mischung in jedes Salatblatt geben.

8. Optional mit einem Klecks griechischen Naturjoghurt belegen.

9. Mit frischem Koriander garnieren.

10. Servieren Sie diese Puten-Gemüse-Salat-Wraps als leichtes und schmackhaftes Mittagessen.

Quinoa-Bowl mit Süßkartoffeln und schwarzen Bohnen

Zutaten:

- 1 Tasse Quinoa, abgespült
- 2 mittelgroße Süßkartoffeln, geschält und gewürfelt
- 1 Dose (15 oz) schwarze Bohnen, abgetropft und abgespült
- 1 Tasse Maiskörner (frisch oder gefroren)
- 1 Avocado, in Scheiben geschnitten
- 1/4 Tasse rote Zwiebel, fein gehackt
- 2 Esslöffel Koriander, gehackt
- 1 Esslöffel Olivenöl
- 1 Teelöffel gemahlener Kreuzkümmel
- 1/2 Teelöffel Chilipulver
- Salz und Pfeffer nach Geschmack
- Limettenschnitze zum Servieren

Richtungen:

1. Quinoa nach Packungsanleitung kochen.

2. Heizen Sie den Ofen auf 400 °F (200 °C) vor.

3. Gewürfelte Süßkartoffeln mit Olivenöl, gemahlenem Kreuzkümmel, Chilipulver, Salz und Pfeffer vermengen.

4. Die gewürzten Süßkartoffeln in einer Schicht auf einem Backblech verteilen.

5. Im vorgeheizten Ofen 20–25 Minuten rösten, bis die Süßkartoffeln zart und leicht karamellisiert sind.

6. In einer Schüssel gekochtes Quinoa, schwarze Bohnen, Mais, geröstete Süßkartoffeln, gehackte rote Zwiebeln und Koriander vermischen.

7. Mit zusätzlichem Olivenöl beträufeln und vermengen.

8. Mit Salz und Pfeffer abschmecken.

9. Die Mischung auf Schüsseln verteilen und mit geschnittener Avocado belegen.

10. Für eine frische Geschmacksexplosion mit Limettenspalten servieren.

Quiche Becher mit Pilzen und Spinat

Zutaten:

- 1 Tasse Champignons, fein gehackt
- 2 Tassen frischer Spinat, gehackt
- 1/2 Tasse Kirschtomaten, geviertelt

- 4 große Eier

- 1/2 Tasse Milch (auf Milch- oder Pflanzenbasis)

- 1/2 Tasse geriebener Käse (Cheddar, Mozzarella oder nach Wahl)

- 1 Esslöffel Olivenöl

- 1/2 Teelöffel getrockneter Thymian

- Salz und Pfeffer nach Geschmack

- Kochspray oder Olivenöl zum Einfetten der Muffinform

Richtungen:

1. Heizen Sie den Ofen auf 375 °F (190 °C) vor.

2. In einer Pfanne Olivenöl bei mittlerer Hitze erhitzen.

3. Gehackte Pilze hinzufügen und kochen, bis sie ihre Feuchtigkeit abgeben und goldbraun werden.

4. Gehackten Spinat in die Pfanne geben und kochen, bis er zusammenfällt.

5. In einer Schüssel Eier, Milch, geriebenem Käse, getrocknetem Thymian, Salz und Pfeffer verquirlen.

6. Eine Muffinform mit Kochspray oder Olivenöl einfetten.

7. Die Pilz-Spinat-Mischung auf die Muffinförmchen verteilen.

8. Gießen Sie die Eiermischung über das Gemüse in jede Muffinform.

9. Belegen Sie jede Quiche Tasse mit geviertelten Kirschtomaten.

10. Im vorgeheizten Ofen 18–20 Minuten backen oder bis die Quiche-Förmchen fest und leicht goldbraun sind.

11. Lassen Sie sie vor dem Servieren einige Minuten abkühlen.

Garnelen-Gemüse-Pfanne

Zutaten:

- 1 Pfund Garnelen, geschält und entdarmt
- 2 Tassen Brokkoliröschen
- 1 rote Paprika, in Scheiben geschnitten
- 1 Karotte, Julienne
- 2 Esslöffel natriumarme Sojasauce
- 1 Esslöffel Honig oder Ahornsirup
- 1 Esslöffel Olivenöl
- 2 Knoblauchzehen, gehackt
- 1 Teelöffel geriebener Ingwer
- Sesamsamen zum Garnieren
- Frühlingszwiebeln zum Garnieren
- Brauner Reis oder Quinoa zum Servieren

Richtungen:

1. In einer Schüssel Sojasauce und Honig oder Ahornsirup verrühren, um die Sauce herzustellen.

2. Olivenöl in einer großen Pfanne oder einem Wok bei mittlerer bis hoher Hitze erhitzen.

3. Gehackten Knoblauch und geriebenen Ingwer in die Pfanne geben und 30 Sekunden anbraten.

4. Garnelen in die Pfanne geben und auf jeder Seite 2-3 Minuten braten, bis sie rosa und undurchsichtig werden. Aus der Pfanne nehmen und beiseite stellen.

5. In derselben Pfanne Brokkoli, rote Paprika und Julienne-Karotten hinzufügen. 3–4 Minuten unter Rühren braten, bis das Gemüse leicht zart ist.

6. Geben Sie die gekochten Garnelen zurück in die Pfanne.

7. Gießen Sie die Sauce über die Garnelen und das Gemüse und rühren Sie um, bis sie gleichmäßig bedeckt sind. Weitere 1-2 Minuten kochen lassen.

8. Mit Sesamkörnern und geschnittenen Frühlingszwiebeln garnieren.

9. Servieren Sie die Garnelen-Gemüse-Pfanne heiß über braunem Reis oder Quinoa.

Mit Quinoa und Gemüse gefüllte Paprika

Zutaten:

- 4 Paprika, halbiert und entkernt
- 1 Tasse Quinoa, nach Packungsanleitung gekocht
- 1 Dose (15 oz) schwarze Bohnen, abgetropft und abgespült
- 1 Tasse Maiskörner (frisch oder gefroren)

- 1 Tasse Kirschtomaten, gewürfelt
- 1/2 Tasse rote Zwiebel, fein gehackt
- 1 Tasse Spinat, gehackt
- 1 Teelöffel gemahlener Kreuzkümmel
- 1/2 Teelöffel Chilipulver
- Salz und Pfeffer nach Geschmack
- 1 Tasse geriebener Cheddar-Käse
- Frischer Koriander zum Garnieren

Richtungen:

1. Heizen Sie den Ofen auf 375 °F (190 °C) vor.

2. In einer großen Schüssel gekochtes Quinoa, schwarze Bohnen, Mais, gewürfelte Kirschtomaten, gehackte rote Zwiebeln, gehackten Spinat, gemahlenen Kreuzkümmel, Chilipulver, Salz und Pfeffer vermischen.

3. Gut vermischen, bis alle Zutaten gleichmäßig verteilt sind.

4. Die Paprikahälften in eine Auflaufform legen.

5. Die Quinoa-Gemüse-Mischung in jede Paprikahälfte geben.

6. Belegen Sie jede gefüllte Paprika mit geriebenem Cheddar-Käse.

7. Decken Sie die Auflaufform mit Folie ab und backen Sie sie im vorgeheizten Ofen 25–30 Minuten lang oder bis die Paprika weich sind.

8. Die Folie entfernen und weitere 5 Minuten backen oder bis der Käse geschmolzen ist und Blasen bildet.

9. Mit frischem Koriander garnieren.

10. Servieren Sie diese mit Quinoa und Gemüse gefüllten Paprika heiß.

Hähnchen-Avocado-Wrap

Zutaten:

- 2 Hähnchenbrustfilets ohne Knochen und Haut, gekocht und in Scheiben geschnitten
- 1 Avocado, in Scheiben geschnitten
- 1 Tasse Kirschtomaten, halbiert
- 1/4 Tasse rote Zwiebel, fein gehackt
- 1/4 Tasse griechischer Joghurt
- 1 Esslöffel Limettensaft
- 1 Teelöffel gemahlener Kreuzkümmel
- Salz und Pfeffer nach Geschmack
- Vollkorn-Wraps oder Tortillas
- Frischer Koriander zum Garnieren

Richtungen:

1. Mischen Sie in einer Schüssel griechischen Joghurt, Limettensaft, gemahlenem Kreuzkümmel, Salz und Pfeffer, um das Dressing herzustellen.

2. Legen Sie Vollkorn-Wraps oder Tortillas aus.

3. Verteilen Sie ein großzügiges Löffel Dressing auf jedem Wrap.

4. Legen Sie die gekochten Hähnchenscheiben gleichmäßig auf jeden Wrap.

5. In Scheiben geschnittene Avocado, halbierte Kirschtomaten und gehackte rote Zwiebeln hinzufügen.

6. Etwas mehr Dressing über die Zutaten träufeln.

7. Mit frischem Koriander garnieren.

8. Falten Sie die Seiten der Wraps und rollen Sie sie fest, um die Füllung zu fixieren.

9. Bei Bedarf halbieren.

10. Servieren Sie diese Hühnchen-Avocado-Wraps für ein sättigendes und einfach zuzubereitendes Mittagessen.

Auberginen-Linsen-Curry

Zutaten:

- 1 große Aubergine, gewürfelt
- 1 Tasse trockene grüne oder braune Linsen, abgespült
- 1 Dose (14 oz) gewürfelte Tomaten
- 1 Zwiebel, fein gehackt
- 2 Knoblauchzehen, gehackt
- 1 Esslöffel Ingwer, gerieben
- 1 Dose (14 oz) Kokosmilch
- 1 Esslöffel Currypulver

- 1 Teelöffel gemahlener Kreuzkümmel
- 1 Teelöffel gemahlener Koriander
- 1/2 Teelöffel Kurkuma
- Salz und Pfeffer nach Geschmack
- 2 Esslöffel Olivenöl
- Frischer Koriander zum Garnieren
- Gekochter brauner Reis oder Quinoa zum Servieren

Richtungen:

1. In einem großen Topf Olivenöl bei mittlerer Hitze erhitzen.

2. Gehackte Zwiebeln, gehackten Knoblauch und geriebenen Ingwer hinzufügen. Sautieren, bis es weich ist.

3. Gewürfelte Auberginen in den Topf geben und 5-7 Minuten kochen lassen, bis sie weich werden.

4. Currypulver, gemahlenen Kreuzkümmel, gemahlenen Koriander, Kurkuma, Salz und Pfeffer einrühren. Weitere 2 Minuten kochen lassen, um die Gewürze zu rösten.

5. Trockene Linsen, Tomatenwürfel und Kokosmilch in den Topf geben. Zum Kombinieren umrühren.

6. Die Mischung zum Kochen bringen, dann die Hitze reduzieren, abdecken und 25–30 Minuten köcheln lassen, bis die Linsen weich sind.

7. Bei Bedarf nachwürzen.

8. Servieren Sie das Auberginen-Linsen-Curry über gekochtem braunem Reis oder Quinoa.

9. Mit frischem Koriander garnieren.

Caprese-Avocado-Salat

Zutaten:

- 2 reife Avocados, gewürfelt
- 1 Tasse Kirschtomaten, halbiert
- 1 Tasse frische Mozzarella-Kugeln (oder gewürfelter Mozzarella)
- 1/4 Tasse frische Basilikumblätter, zerrissen
- 2 Esslöffel natives Olivenöl extra
- 1 Esslöffel Balsamico-Essig
- 1 Teelöffel Honig
- Salz und Pfeffer nach Geschmack
- Vollkorn Cracker oder Brot zum Servieren (optional)

Richtungen:

1. In einer großen Schüssel gewürfelte Avocados, halbierte Kirschtomaten, frische Mozzarella-Kugeln und zerrissene Basilikumblätter vermischen.

2. In einer kleinen Schüssel natives Olivenöl extra, Balsamico-Essig, Honig, Salz und Pfeffer verrühren, um das Dressing herzustellen.

3. Das Dressing über den Salat träufeln und vorsichtig umrühren, damit die Zutaten gleichmäßig bedeckt sind.

4. Bei Bedarf nachwürzen.

5. Lassen Sie den Salat einige Minuten marinieren, um den Geschmack zu verstärken.

6. Servieren Sie den Caprese-Avocado-Salat pur oder mit Vollkorn, Crackern oder Brot.

Quinoa und Brokkoli Buddha Bowl

Zutaten:

- 1 Tasse Quinoa, abgespült
- 2 Tassen Brokkoliröschen
- 1 Tasse Edamame, geschält
- 1 Karotte, Julienne
- 1/4 Tasse Tamari oder natriumarme Sojasauce
- 2 Esslöffel Sesamöl
- 1 Esslöffel Reisessig
- 1 Esslöffel Honig oder Ahornsirup
- 1 Teelöffel geriebener Ingwer
- 1 Teelöffel Sesamkörner
- Salz und Pfeffer nach Geschmack
- Geschnittene Avocado zum Garnieren
- Gehackte Frühlingszwiebeln zum Garnieren

Richtungen:

1. Quinoa nach Packungsanleitung kochen.

2. Brokkoliröschen etwa 4–5 Minuten dämpfen, bis sie zart-knusprig sind.

3. In einer kleinen Schüssel Tamari- oder Sojasauce, Sesamöl, Reisessig, Honig oder Ahornsirup, geriebenen Ingwer, Sesamsamen, Salz und Pfeffer verrühren, um das Dressing herzustellen.

4. Geben Sie in jede Schüssel gekochte Quinoa, gedünsteten Brokkoli, geschälte Edamame und Julienne-Karotten.

5. Das Dressing über die Schüssel träufeln.

6. Mit geschnittener Avocado und gehackten Frühlingszwiebeln garnieren.

7. Vorsichtig umrühren, um alle Zutaten zu vermischen.

8. Servieren Sie diese Buddha-Bowl mit Quinoa und Brokkoli für ein nährstoffreiches und einfach zuzubereitendes Mittagessen.

Mango-Hähnchen Salat-Wrap

Zutaten:

- 1 Tasse gekochte Hähnchenbrust, zerkleinert oder gewürfelt
- 1 Mango, geschält, entkernt und gewürfelt

- 1/2 Tasse Gurke, gewürfelt

- 1/4 Tasse rote Paprika, fein gehackt

- 2 Esslöffel rote Zwiebel, fein gehackt

- 1/4 Tasse frischer Koriander, gehackt

- 2 Esslöffel griechischer Joghurt

- 1 Esslöffel Limettensaft

- 1 Teelöffel Currypulver

- Salz und Pfeffer nach Geschmack

- Vollkorn-Wraps oder Tortillas

- Frischer Blattspinat zum Füllen

Richtungen:

1. In einer Schüssel zerkleinertes oder gewürfeltes gekochtes Hähnchen, gewürfelte Mango, gewürfelte Gurke, gehackte rote Paprika, gehackte rote Zwiebeln und gehackten Koriander vermischen.

2. In einer kleinen Schüssel griechischen Joghurt, Limettensaft, Currypulver, Salz und Pfeffer vermischen, um das Dressing herzustellen.

3. Das Dressing zur Hühnchen-Mango-Mischung geben und verrühren, bis alles gut vermischt ist.

4. Legen Sie Vollkorn-Wraps oder Tortillas aus.

5. Auf jedes Wrap frische Spinatblätter legen.

6. Den Mango-Hühnerfilet auf die Wraps geben.

7. Rollen Sie die Wraps fest zusammen und fixieren Sie die Füllung.

8. Bei Bedarf halbieren.

9. Servieren Sie diese Mango-Hähnchen-Salat-Wraps für ein köstliches und einfach zuzubereitendes Mittagessen.

Quinoa-Bowl mit Spinat und Kichererbsen

Zutaten:

- 1 Tasse Quinoa, abgespült
- 2 Tassen frische Spinatblätter
- 1 Dose (15 oz) Kichererbsen, abgetropft und abgespült
- 1 Tasse Kirschtomaten, halbiert
- 1/4 Tasse rote Zwiebel, fein gehackt
- 1/4 Tasse Feta-Käse, zerbröselt
- 2 Esslöffel natives Olivenöl extra
- 1 Esslöffel Balsamico-Essig
- 1 Teelöffel Dijon-Senf
- 1 Teelöffel getrockneter Oregano
- Salz und Pfeffer nach Geschmack
- Sonnenblumenkerne zum Garnieren (optional)

Richtungen:

1. Quinoa nach Packungsanleitung kochen.

2. In einer großen Schüssel frische Spinatblätter, gekochte Quinoa, Kichererbsen, halbierte Kirschtomaten, gehackte rote Zwiebeln und zerbröseltem Feta-Käse vermischen.

3. In einer kleinen Schüssel natives Olivenöl extra, Balsamico-Essig, Dijon-Senf, getrockneten Oregano, Salz und Pfeffer verrühren, um das Dressing herzustellen.

4. Das Dressing über die Quinoa-Schüssel träufeln und vermischen, damit es gleichmäßig bedeckt ist.

5. Bei Bedarf nachwürzen.

6. Für noch mehr Knusprigkeit optional mit Sonnenblumenkernen garnieren.

7. Servieren Sie die Spinat-Kichererbsen-Quinoa-Bowl als nährstoffreiches und einfach zuzubereitendes Mittagessen.

Lachs-Spargel-Quinoa-Salat

Zutaten:

- 1 Tasse Quinoa, abgespült
- 2 Lachsfilets
- 1 Bund Spargel, geputzt
- 1 Esslöffel Olivenöl
- 1 Zitrone, Schale und Saft

- 2 Knoblauchzehen, gehackt
- 1 Teelöffel getrockneter Dill
- Salz und Pfeffer nach Geschmack
- 1/4 Tasse Kirschtomaten, halbiert
- 1/4 Tasse Gurke, gewürfelt
- 1/4 Tasse rote Zwiebel, fein gehackt
- 2 Esslöffel frische Petersilie, gehackt

Richtungen:

1. Quinoa nach Packungsanleitung kochen.

2. Heizen Sie den Ofen auf 400 °F (200 °C) vor.

3. Lachsfilets auf ein mit Backpapier ausgelegtes Backblech legen. Mit Olivenöl beträufeln und mit gehacktem Knoblauch, getrocknetem Dill, Salz und Pfeffer bestreuen. Zitronenschale darüber geben.

4. Ordnen Sie den geschnittenen Spargel rund um den Lachs auf dem Backblech an. Mit etwas Olivenöl beträufeln und mit Salz und Pfeffer würzen.

5. Im vorgeheizten Ofen 12–15 Minuten backen oder bis der Lachs gar ist und sich mit einer Gabel leicht zerteilen lässt.

6. In einer großen Schüssel gekochtes Quinoa, halbierte Kirschtomaten, Gurkenwürfel, fein gehackte rote Zwiebeln und gehackte frische Petersilie vermischen.

7. Den gebackenen Lachs in mundgerechte Stücke schneiden und zur Quinoa-Mischung geben.

8. Den Zitronensaft über den Salat pressen und vorsichtig vermengen.

9. Bei Bedarf nachwürzen.

10. Servieren Sie den Lachs-Spargel-Quinoa-Salat als proteinreiches und einfach zuzubereitendes Mittagessen.

Vegetarische Schüssel mit Kichererbsen und Süßkartoffeln

Zutaten:

- 1 Tasse Quinoa, abgespült
- 2 mittelgroße Süßkartoffeln, geschält und gewürfelt
- 1 Dose (15 oz) Kichererbsen, abgetropft und abgespült
- 1 Tasse Kirschtomaten, halbiert
- 1 Tasse Gurke, gewürfelt
- 1/4 Tasse rote Zwiebel, fein gehackt
- 2 Esslöffel Olivenöl
- 1 Teelöffel gemahlener Kreuzkümmel
- 1/2 Teelöffel geräuchertes Paprikapulver
- Salz und Pfeffer nach Geschmack
- 1/4 Tasse Tahini
- 2 Esslöffel Zitronensaft
- 1 Knoblauchzehe, gehackt

- Frische Petersilie zum Garnieren

Richtungen:

1. Quinoa nach Packungsanleitung kochen.

2. Heizen Sie den Ofen auf 400 °F (200 °C) vor.

3. Gewürfelte Süßkartoffeln mit Olivenöl, gemahlenem Kreuzkümmel, geräuchertem Paprika, Salz und Pfeffer vermengen.

4. Die gewürzten Süßkartoffeln in einer Schicht auf einem Backblech verteilen.

5. Im vorgeheizten Ofen 20–25 Minuten rösten, bis die Süßkartoffeln zart und leicht karamellisiert sind.

6. In einer Schüssel gekochtes Quinoa, geröstete Süßkartoffeln, Kichererbsen, halbierte Kirschtomaten, Gurkenwürfel und fein gehackte rote Zwiebeln vermischen.

7. In einer kleinen Schüssel Tahini, Zitronensaft, gehackten Knoblauch, Salz und Pfeffer verrühren, um das Dressing herzustellen.

8. Das Tahini-Dressing über die Schüssel träufeln und vermischen, damit es gleichmäßig bedeckt ist.

9. Bei Bedarf nachwürzen.

10. Mit frischer Petersilie garnieren.

11. Servieren Sie diese vegetarische Schüssel mit Kichererbsen und Süßkartoffeln für ein nährstoffreiches und einfach zuzubereitendes Mittagessen.

Teriyaki-Lachs-Reis-Schüssel

Zutaten:

- 2 Lachsfilets
- 1 Tasse brauner Reis, gekocht
- 1 Tasse Brokkoliröschen
- 1 Karotte, Julienne
- 1/4 Tasse natriumarme Sojasauce
- 2 Esslöffel Honig oder Ahornsirup
- 1 Esslöffel Reisessig
- 1 Teelöffel geriebener Ingwer
- 1 Knoblauchzehe, gehackt
- 1 Esslöffel Sesamöl
- Sesamsamen zum Garnieren
- Geschnittene Frühlingszwiebeln zum Garnieren

Richtungen:

1. Heizen Sie den Ofen auf 400 °F (200 °C) vor.
2. Lachsfilets auf ein mit Backpapier ausgelegtes Backblech legen.

3. In einer kleinen Schüssel natriumarme Sojasauce, Honig oder Ahornsirup, Reisessig, geriebenen Ingwer, gehackten Knoblauch und Sesamöl verrühren, um die Teriyaki-Sauce herzustellen.

4. Die Teriyaki-Sauce über die Lachsfilets streichen.

5. Im vorgeheizten Ofen 12–15 Minuten rösten oder bis der Lachs gar ist und sich mit einer Gabel leicht zerteilen lässt.

6. In den letzten 5 Minuten des Backens Brokkoliröschen zum Rösten auf das Backblech geben.

7. In einer Schüssel gekochten braunen Reis, Teriyaki-Lachs, geröstetem Brokkoli und Julienne-Karotten vermischen.

8. Etwas Teriyaki-Sauce über die Schüssel träufeln.

9. Mit Sesamkörnern und geschnittenen Frühlingszwiebeln garnieren.

10. Servieren Sie diese Teriyaki-Lachs-Reisschüssel als köstliches und einfach zuzubereitendes Mittagessen.

KAPITEL 5: GESUNDE SNACKS UND DESSERTS

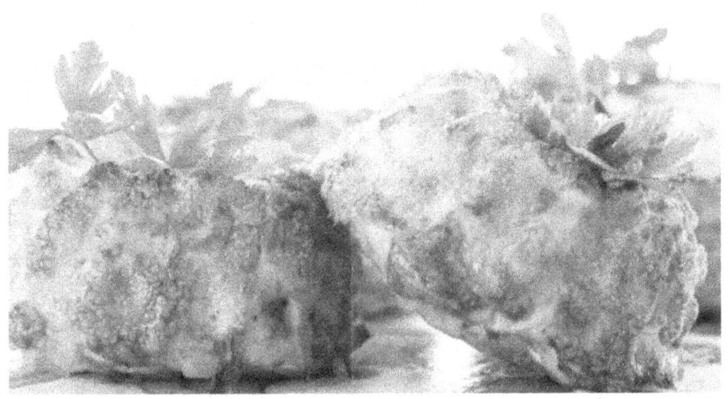

Hummus- und Gemüse-Snackplatte

Zutaten:

- 1 Tasse Hummus (im Laden gekauft oder selbstgemacht)
- 1 Gurke, in Scheiben geschnitten
- 1 Paprika (beliebige Farbe), in Scheiben geschnitten
- 2 mittelgroße Karotten, geschält und in Scheiben geschnitten
- Kirschtomaten
- Vollkorn-Fladenbrot oder Vollkorn-Cracker

Richtungen:

1. Wenn Sie keinen im Laden gekauften Hummus haben, können Sie eine einfache hausgemachte Version zubereiten, indem Sie Kichererbsen, Tahini, Zitronensaft, Knoblauch, Olivenöl und eine Prise Salz in einer Küchenmaschine glatt rühren.
2. Den Hummus in der Mitte einer Servierplatte anrichten.
3. Den Hummus mit Gurkenscheiben, Paprika, Scheiben, Karottenscheiben und Kirschtomaten umgeben.
4. Schneiden Sie Vollkorn-Fladenbrot in Spalten oder geben Sie Vollkorn-Cracker als Beilage dazu.
5. Sofort servieren und diese köstliche und nahrhafte Hummus-Gemüse-Snackplatte genießen.

Apfel-Mandel-Energie Häppchen

Zutaten:

- 1 Tasse Haferflocken
- 1/2 Tasse Mandelbutter (ungesüßt)
- 1/4 Tasse Honig oder Ahornsirup
- 1/2 Tasse fein gehackte getrocknete Äpfel
- 1/4 Tasse gehackte Mandeln
- 1 Teelöffel Zimt
- 1/2 Teelöffel Vanilleextrakt
- Prise Salz

Richtungen:

1. In einer Rührschüssel Haferflocken, Mandel Butter, Honig oder Ahornsirup, getrocknete Äpfel, gehackte Mandeln, Zimt, Vanilleextrakt und eine Prise Salz vermischen.

2. Rühren Sie die Mischung um, bis alle Zutaten gut vermischt sind.

3. Stellen Sie die Schüssel für etwa 15–20 Minuten in den Kühlschrank, damit sich die Mischung leichter verarbeiten lässt.

4. Nehmen Sie nach dem Abkühlen kleine Portionen der Masse und rollen Sie diese mit den Händen zu mundgerechten Kugeln.

5. Legen Sie die Energie Häppchen auf ein mit Backpapier ausgelegtes Tablett oder einen Teller.

6. Mindestens 30 Minuten im Kühlschrank lagern, damit die Bissen fest werden.

7. Sobald die Energy Bites fest sind, füllen Sie sie in einen luftdichten Behälter und bewahren Sie sie im Kühlschrank auf.

8. Schnappen Sie sich ein paar dieser Apple Almond Energy Bites für einen schnellen und nahrhaften Snack.

Edamame- und Avocado-Salsa

Zutaten:

- 1 Tasse gekochtes und geschältes Edamame
- 1 reife Avocado, gewürfelt
- 1/2 Tasse Kirschtomaten, geviertelt
- 1/4 Tasse rote Zwiebel, fein gehackt
- 1/4 Tasse frischer Koriander, gehackt
- Saft von 1 Limette
- 1 Esslöffel Olivenöl
- Salz und Pfeffer nach Geschmack
- Vollkorn-Tortilla Chips oder Gurkenscheiben zum Servieren

Richtungen:

1. In einer Schüssel gekochtes Edamame, gewürfelte Avocado, geviertelte Kirschtomaten, fein gehackte rote Zwiebeln und gehackten Koriander vermischen.
2. In einer kleinen Schüssel Limettensaft, Olivenöl, Salz und Pfeffer verrühren, um das Dressing herzustellen.
3. Gießen Sie das Dressing über die Edamame-Avocado-Mischung und vermischen Sie es vorsichtig.
4. Bei Bedarf nachwürzen.
5. Lassen Sie die Salsa einige Minuten ruhen, damit sich die Aromen vermischen.

6. Servieren Sie die Edamame-Avocado-Salsa mit Vollkorn-Tortilla Chips oder Gurkenscheiben für einen erfrischenden und nährstoffreichen Snack.

Geröstete Kichererbsen mit Kurkuma und Kreuzkümmel

Zutaten:

- 1 Dose (15 oz) Kichererbsen, abgetropft und abgespült
- 1 Esslöffel Olivenöl
- 1 Teelöffel gemahlener Kurkuma
- 1 Teelöffel gemahlener Kreuzkümmel
- 1/2 Teelöffel geräuchertes Paprikapulver
- 1/2 Teelöffel Knoblauchpulver
- Salz und Pfeffer nach Geschmack

Richtungen:

1. Heizen Sie den Ofen auf 400 °F (200 °C) vor.
2. Tupfen Sie die Kichererbsen mit einem Papiertuch trocken, um überschüssige Feuchtigkeit zu entfernen.
3. In einer Schüssel Kichererbsen mit Olivenöl, gemahlenem Kurkuma, gemahlenem Kreuzkümmel, geräuchertem Paprika, Knoblauchpulver, Salz und Pfeffer vermischen, bis sie gleichmäßig bedeckt sind.
4. Die gewürzten Kichererbsen in einer Schicht auf einem Backblech verteilen.

5. Im vorgeheizten Ofen 25–30 Minuten rösten, bis die Kichererbsen goldbraun und knusprig sind.

6. Schütteln Sie das Backblech nach der Hälfte der Garzeit, um eine gleichmäßige Röstung zu gewährleisten.

7. Aus dem Ofen nehmen und die gerösteten Kichererbsen vor dem Servieren abkühlen lassen.

8. Für einen knusprigen und aromatischen Snack in einem luftdichten Behälter aufbewahren.

Mit Spinat und Feta gefüllte Pilze

Zutaten:

- 12 große Pilze, gereinigt und entstielt
- 1 Tasse frischer Spinat, gehackt
- 1/2 Tasse Feta-Käse, zerbröselt
- 1/4 Tasse rote Paprika, fein gehackt
- 1 Knoblauchzehe, gehackt
- 1 Esslöffel Olivenöl
- Salz und Pfeffer nach Geschmack
- Frische Petersilie zum Garnieren

Richtungen:

1. Heizen Sie den Ofen auf 375 °F (190 °C) vor.

2. In einer Pfanne Olivenöl bei mittlerer Hitze erhitzen. Den gehackten Knoblauch hinzufügen und 1-2 Minuten anbraten, bis er duftet.

3. Gehackten Spinat und rote Paprika in die Pfanne geben. Kochen, bis der Spinat zusammengefallen ist.

4. Nehmen Sie die Pfanne vom Herd und lassen Sie die Mischung etwas abkühlen.

5. In einer Schüssel den sautierten Spinat und die rote Paprika mit zerbröseltem Feta-Käse vermischen. Gut mischen.

6. Die Mischung mit Salz und Pfeffer abschmecken.

7. Füllen Sie jede Pilzkappe mit der Spinat-Feta-Mischung und drücken Sie sie leicht nach unten.

8. Die gefüllten Champignons auf ein Backblech legen.

9. Im vorgeheizten Ofen 15–20 Minuten backen oder bis die Pilze weich sind.

10. Vor dem Servieren mit frischer Petersilie garnieren.

Reiskuchen mit Mandelbutter und Bananen

Zutaten:

- 4 braune Reiskuchen
- 1/2 Tasse Mandelbutter (ungesüßt)
- 2 reife Bananen, in Scheiben geschnitten
- 2 Esslöffel Chiasamen
- Spritzer Honig (optional)

1. Mandelbutter gleichmäßig auf jeden braunen Reis Kuchen verteilen.

2. Belegen Sie die Mandelbutter mit reifen Bananenscheiben.

3. Chiasamen über die Bananenscheiben streuen.

4. Optional: Für noch mehr Süße etwas Honig darüber träufeln.

5. Servieren und genießen Sie diese Mandelbutter-Bananen-Reiskuchen als schnellen und sättigenden Snack.

Gurken-Hummus-Häppchen

Zutaten:

- 2 große Gurken, in Scheiben geschnitten
- 1/2 Tasse Hummus (im Laden gekauft oder selbstgemacht)
- Kirschtomaten, halbiert
- Kalamata-Oliven, entkernt und in Scheiben geschnitten
- Frischer Dill oder Petersilie zum Garnieren

Richtungen:

1. Gurkenscheiben auf eine Servierplatte legen.

2. Auf jede Gurkenscheibe eine kleine Menge Hummus geben.

3. Mit halbierten Kirschtomaten und Kalamata-Oliven Scheiben belegen.

4. Für zusätzlichen Geschmack mit frischem Dill oder Petersilie garnieren.

5. Die Gurken-Hummus-Häppchen auf einer Platte anrichten und sofort servieren.

Zucchini-Walnuss-Muffins

Zutaten:

- 1 1/2 Tassen geriebene Zucchini (überschüssige Feuchtigkeit herausdrücken)
- 1 Tasse Vollkornmehl
- 1/2 Tasse Mandelmehl
- 1/4 Tasse Kokosöl, geschmolzen
- 1/4 Tasse Honig oder Ahornsirup
- 2 Eier
- 1 Teelöffel Backpulver
- 1/2 Teelöffel Backpulver
- 1/2 Teelöffel Zimt
- 1/4 Teelöffel Salz
- 1/2 Tasse gehackte Walnüsse
- Schale von 1 Zitrone

Richtungen:

1. Den Ofen auf 175 °C (350 °F) vorheizen und eine Muffinform mit Papierförmchen auslegen.

2. In einer großen Schüssel geschmolzenes Kokosöl, Honig oder Ahornsirup und Eier verquirlen.

3. Geriebene Zucchini zu den feuchten Zutaten geben und gut vermischen.

4. In einer separaten Schüssel Vollkornmehl, Mandelmehl, Backpulver, Natron, Zimt und Salz vermischen.

5. Geben Sie nach und nach die trockenen Zutaten zu den feuchten Zutaten hinzu und rühren Sie, bis alles gut vermischt ist.

6. Gehackte Walnüsse und Zitronenschale unterheben.

7. Geben Sie den Teig in die vorbereitete Muffinform und füllen Sie jede Form zu etwa zwei Dritteln.

8. 18–22 Minuten backen oder bis ein in die Mitte gesteckter Zahnstocher sauber herauskommt.

9. Lassen Sie die Muffins einige Minuten in der Form abkühlen, bevor Sie sie zum vollständigen Abkühlen auf ein Kuchengitter legen.

Mango-Avocado-Salsa

Zutaten:

- 1 reife Mango, gewürfelt

- 1 Avocado, gewürfelt

- 1/4 Tasse rote Zwiebel, fein gehackt

- 1/4 Tasse frischer Koriander, gehackt

- Saft von 1 Limette

- 1 kleiner Jalapeño, entkernt und fein gehackt (optional zum Würzen)

- Salz und Pfeffer nach Geschmack

- Zum Servieren Vollkornreis Kuchen oder gebackene Tortillachips

Richtungen:

1. In einer Schüssel gewürfelte Mango, gewürfelte Avocado, fein gehackte rote Zwiebeln, gehackten Koriander, Limettensaft und optional Jalapeño vermischen.

2. Mischen Sie die Zutaten vorsichtig, bis sie gut vermischt sind.

3. Die Salsa mit Salz und Pfeffer abschmecken.

4. Lassen Sie die Aromen verschmelzen, indem Sie die Salsa etwa 15–20 Minuten lang in den Kühlschrank stellen.

5. Servieren Sie die Mango-Avocado-Salsa mit Vollkornreis, Kuchen oder gebackenen Tortillachips für einen erfrischenden und nährstoffreichen Snack.

Beeren-Spinat-Protein-Smoothie

Zutaten:

- 1 Tasse frische Spinatblätter
- 1/2 Tasse gemischte Beeren (wie Blaubeeren, Erdbeeren und Himbeeren)
- 1/2 Banane, gefroren
- 1/2 Tasse griechischer Joghurt (ungesüßt)
- 1/2 Tasse Mandelmilch (ungesüßt)
- 1 Messlöffel Vanille-Proteinpulver (pflanzlich oder Molke, je nach Wunsch)
- Eiswürfel (optional)

Richtungen:

1. Geben Sie frischen Spinat, gemischte Beeren, gefrorene Banane, griechisches Joghurt, Mandelmilch und Proteinpulver in einen Mixer.
2. Mixen, bis eine glatte und cremige Masse entsteht.
3. Wenn eine dickere Konsistenz gewünscht wird, Eiswürfel hinzufügen und erneut mixen, bis alles gut vermischt ist.
4. Gießen Sie den Smoothie in ein Glas und genießen Sie diesen nährstoffreichen Beeren-Spinat-Protein-Smoothie.

Süßkartoffel- und Kichererbsen-Pastetchen

Zutaten:

- 1 Tasse gekochte Süßkartoffel, püriert
- 1 Dose (15 oz) Kichererbsen, abgetropft und abgespült
- 1/4 Tasse rote Zwiebel, fein gehackt
- 2 Knoblauchzehen, gehackt
- 2 Esslöffel frischer Koriander, gehackt
- 1 Teelöffel gemahlener Kreuzkümmel
- 1/2 Teelöffel geräuchertes Paprikapulver
- Salz und Pfeffer nach Geschmack
- 2 Esslöffel Olivenöl (zum Kochen)
- Griechischer Joghurt oder Tzatziki-Sauce zum Dippen

Richtungen:

1. In einer großen Schüssel die gekochte Süßkartoffel zerdrücken und Kichererbsen hinzufügen. Die Kichererbsen zerdrücken, bis eine stückige Masse entsteht.

2. Rote Zwiebeln, gehackten Knoblauch, gehackten Koriander, gemahlenen Kreuzkümmel, geräuchertes Paprikapulver, Salz und Pfeffer in die Schüssel geben. Gut mischen.

3. Aus der Mischung kleine Fladen mit einem Durchmesser von etwa 5 cm formen.

4. Olivenöl in einer Pfanne bei mittlerer Hitze erhitzen.

5. Braten Sie die Pastetchen auf jeder Seite 3-4 Minuten lang oder bis sie goldbraun und durchgegart sind.

6. Nach dem Garen die Pastetchen auf einen mit Papiertüchern ausgelegten Teller legen, um überschüssiges Öl aufzusaugen.

7. Servieren Sie die Süßkartoffel-Kichererbsen-Patties mit einer Beilage griechischem Joghurt oder Tzatziki-Sauce zum Dippen.

Mit Hüttenkäse und Ananas gefüllte Paprika

Zutaten:

- 2 große Paprika, halbiert und entkernt
- 1 Tasse fettarmer Hüttenkäse
- 1/2 Tasse Ananasstücke, fein gehackt
- 2 Esslöffel frische Minze, gehackt
- 1 Esslöffel Honig
- 1/4 Tasse gehackte Mandeln (optional für den Crunch)
- Prise schwarzer Pfeffer

Richtungen:

1. In einer Schüssel fettarmen Hüttenkäse, fein gehackte Ananas, frische Minze und Honig vermischen. Gut mischen.

2. Falls gewünscht, gehackte Mandeln hinzufügen, um den Biss noch mehr Knusprigkeit zu verleihen, und diese unter die Mischung heben.

3. Die Füllung mit einer Prise schwarzen Pfeffer abschmecken.

4. Die Hüttenkäse-Ananas-Mischung in jede halbe Paprika geben.

5. Etwa 15–20 Minuten im Kühlschrank ruhen lassen, damit sich die Aromen vermischen.

6. Servieren Sie diese mit Hüttenkäse und Ananas gefüllten Paprikaschoten als erfrischenden und proteinreichen Snack.

Geröstete Kurkuma-Kichererbsen

Zutaten:

- 1 Dose (15 oz) Kichererbsen, abgetropft und abgespült
- 1 Esslöffel Olivenöl
- 1 Teelöffel gemahlener Kurkuma
- 1/2 Teelöffel gemahlener Kreuzkümmel
- 1/2 Teelöffel geräuchertes Paprikapulver
- 1/4 Teelöffel Cayennepfeffer (je nach Geschmack anpassen)
- Salz nach Geschmack

Richtungen:

1. Heizen Sie den Ofen auf 200 °C (400 °F) vor und legen Sie ein Backblech mit Backpapier aus.

2. In einer Schüssel die abgetropften und angespülten Kichererbsen mit Olivenöl vermengen, bis sie gleichmäßig bedeckt sind.

3. In einer separaten kleinen Schüssel gemahlene Kurkuma, gemahlenen Kreuzkümmel, geräuchertes Paprikapulver, Cayennepfeffer und Salz vermischen.

4. Streuen Sie die Gewürzmischung über die Kichererbsen und schwenken Sie sie, um sicherzustellen, dass sie gut bedeckt sind.

5. Die Kichererbsen in einer einzigen Schicht auf dem vorbereiteten Backblech verteilen.

6. Im vorgeheizten Ofen 25–30 Minuten lang rösten, bis sie goldbraun und knusprig sind. Dabei die Pfanne nach der Hälfte der Zeit schütteln, um eine gleichmäßige Röstung zu erzielen.

7. Aus dem Ofen nehmen und die gerösteten Kichererbsen vor dem Servieren abkühlen lassen.

Energiebällchen aus Grünkohl und Mandelbutter

Zutaten:

- 1 Tasse Grünkohl Blätter, Stiele entfernt
- 1 Tasse entkernte Datteln
- 1/2 Tasse Mandelbutter (ungesüßt)
- 1/4 Tasse ungesüßte Kokosraspeln
- 1/4 Tasse rohe Mandeln
- 1 Esslöffel Chiasamen
- 1/2 Teelöffel Vanilleextrakt
- Prise Meersalz

Richtungen:

1. Den Grünkohl in einer Küchenmaschine zerkleinern, bis er fein gehackt ist.

2. Entkernte Datteln, Mandelbutter, Kokosraspeln, rohe Mandeln, Chiasamen, Vanilleextrakt und eine Prise Meersalz in die Küchenmaschine geben.

3. Mischen Sie die Zutaten, bis ein klebriger Teig entsteht.

4. Von der Mischung kleine Portionen abstechen und zu mundgerechten Energiebällchen rollen.

5. Legen Sie die Energiebällchen auf ein mit Backpapier ausgelegtes Tablett.

6. Mindestens 30 Minuten in den Kühlschrank stellen, damit die Kugeln fest werden.

7. Nach dem Abkühlen die Energiebällchen aus Grünkohl und Mandelbutter in einen luftdichten Behälter umfüllen und im Kühlschrank aufbewahren.

Avocado-Tomaten-Bruschetta

Zutaten:

- 2 reife Avocados, gewürfelt
- 1 Tasse Kirschtomaten, gewürfelt
- 1/4 Tasse rote Zwiebel, fein gehackt
- 2 Esslöffel frisches Basilikum, gehackt
- 1 Knoblauchzehe, gehackt
- 1 Esslöffel Balsamico-Essig
- 1 Esslöffel Olivenöl
- Salz und Pfeffer nach Geschmack
- Vollkorn-Baguettescheiben oder Vollkorn-Cracker zum Servieren

Richtungen:

1. In einer Schüssel gewürfelte Avocados, gewürfelte Kirschtomaten, fein gehackte rote Zwiebeln, gehacktes frisches Basilikum und gehackten Knoblauch vermischen.

2. Balsamico-Essig und Olivenöl über die Mischung träufeln.

3. Mischen Sie die Zutaten vorsichtig, bis sie gut vermischt sind.

4. Mit Salz und Pfeffer abschmecken.

5. Lassen Sie die Avocado-Tomaten-Bruschetta einige Minuten ruhen, damit sich die Aromen vermischen.

6. Servieren Sie die Bruschetta auf Vollkorn-Baguettescheiben oder zusammen mit Vollkorn-Crackern für einen geschmackvollen und nährstoffreichen Snack.

Bananen-Hafer-Kekse

Zutaten:

- 2 reife Bananen, zerdrückt
- 1 Tasse altmodische Haferflocken
- 1/4 Tasse Mandelbutter (ungesüßt)
- 1/4 Tasse gehackte Nüsse (zB. Walnüsse oder Mandeln)
- 1/4 Tasse Rosinen oder getrocknete Preiselbeeren
- 1/2 Teelöffel gemahlener Zimt
- 1/2 Teelöffel Vanilleextrakt
- Prise Salz

Richtungen:

1. Heizen Sie den Ofen auf 175 °C (350 °F) vor und legen Sie ein Backblech mit Backpapier aus.

2. In einer Schüssel zerdrückte Bananen, Haferflocken, Mandel Butter, gehackte Nüsse, Rosinen oder getrocknete Preiselbeeren, gemahlenen Zimt, Vanilleextrakt und eine Prise Salz vermischen.

3. Gut vermischen, bis alle Zutaten gut vermischt sind.

4. Geben Sie einen Löffel der Mischung auf das vorbereitete Backblech und formen Sie daraus Kekse.

5. Im vorgeheizten Ofen 12–15 Minuten backen oder bis die Ränder goldbraun werden.

6. Lassen Sie die Kekse einige Minuten auf dem Backblech abkühlen, bevor Sie sie zum vollständigen Abkühlen auf einen Rost legen.

7. Bewahren Sie die Bananen-Hafer-Kekse nach dem Abkühlen in einem luftdichten Behälter auf.

Mango-Kokos-Reispudding

Zutaten:

- 1 Tasse gekochter brauner Reis
- 1 reife Mango, gewürfelt
- 1 Dose (14 oz) Kokosmilch (ungesüßt)
- 2 Esslöffel Honig oder Ahornsirup
- 1/2 Teelöffel Vanilleextrakt
- 1/4 Teelöffel gemahlener Kardamom
- Ungesüßte Kokosraspeln zum Garnieren (optional)

Richtungen:

1. In einem Topf gekochten braunen Reis, gewürfelte Mango, Kokosmilch, Honig oder Ahornsirup, Vanilleextrakt und gemahlenen Kardamom vermischen.

2. Gut umrühren und die Mischung bei mittlerer Hitze leicht köcheln lassen.

3. Reduzieren Sie die Hitze auf eine niedrige Stufe und lassen Sie es unter gelegentlichem Rühren 15–20 Minuten köcheln, bis der Pudding eindickt.

4. Vom Herd nehmen und einige Minuten abkühlen lassen.

5. Optional vor dem Servieren mit ungesüßten Kokosraspeln garnieren.

6. Servieren Sie den Mango-Kokos-Reispudding warm oder gekühlt.

Gebackene Pfirsiche mit Honig und Mandeln

Zutaten:

- 4 reife Pfirsiche, halbiert und entkernt
- 2 Esslöffel Honig
- 1/4 Tasse gehobelte Mandeln
- 1/2 Teelöffel gemahlener Zimt
- Griechischer Joghurt oder fettarmes Vanilleeis zum Servieren (optional)

Richtungen:

1. Heizen Sie den Ofen auf 190 °C (375 °F) vor und legen Sie eine Auflaufform mit Backpapier aus.
2. Die Pfirsichhälften mit der Schnittfläche nach oben in die Auflaufform legen.
3. Jede Pfirsichhälfte mit Honig beträufeln.
4. Streuen Sie die Mandelscheiben gleichmäßig über die Pfirsiche.
5. Die Spitzen mit gemahlenem Zimt bestäuben.
6. Im vorgeheizten Ofen 20–25 Minuten backen oder bis die Pfirsiche weich und die Mandeln goldbraun sind.
7. Aus dem Ofen nehmen und einige Minuten abkühlen lassen.
8. Servieren Sie die gebackenen Pfirsiche optional mit einem Klecks griechischem Joghurt oder einer Kugel fettarmem Vanilleeis.

Gefrorene Bananen Häppchen

Zutaten:

- 2 reife Bananen
- 1/4 Tasse natürliche Mandelbutter (ungesüßt)
- 1/4 Tasse dunkle Schokoladenstückchen (70 % Kakao oder höher)
- 1 Esslöffel Kokosöl

- Gehackte Nüsse oder Kokosraspeln zum Beschichten (optional)

Richtungen:

1. Die Bananen schälen und in mundgerechte Scheiben schneiden.

2. Eine kleine Menge Mandelbutter auf die Hälfte der Bananenscheiben streichen und mit den restlichen Scheiben belegen, um Bananen Sandwiches zuzubereiten.

3. Die Bananen Sandwiches auf ein mit Backpapier ausgelegtes Tablett legen und mindestens 1 Stunde einfrieren.

4. In einer mikrowellengeeigneten Schüssel die dunklen Schokoladenstückchen und das Kokosöl in 30-Sekunden-Intervallen schmelzen und rühren.

5. Tauchen Sie jedes gefrorene Bananenstück in die geschmolzene Schokolade und achten Sie darauf, dass es gleichmäßig bedeckt ist.

6. Optional können Sie die mit Schokolade überzogenen Bananenstückchen in gehackten Nüssen oder Kokosraspeln wälzen, um ihnen eine zusätzliche Konsistenz zu verleihen.

7. Legen Sie die überzogenen Bananenstückchen zurück auf das mit Backpapier ausgelegte Tablett und stellen Sie sie für weitere 30 Minuten oder bis die Schokolade fest ist, in den Gefrierschrank.

8. Sobald die Frozen Banana Bites vollständig fest sind, geben Sie sie in einen luftdichten Behälter und lagern sie im Gefrierschrank.

Quinoa-Pudding mit gemischten Beeren

Zutaten:

- 1/2 Tasse Quinoa, abgespült
- 1 Tasse Mandelmilch (ungesüßt)
- 2 Esslöffel Honig oder Ahornsirup
- 1/2 Teelöffel Vanilleextrakt
- 1/2 Teelöffel gemahlener Zimt
- 1 Tasse gemischte Beeren (Blaubeeren, Erdbeeren, Himbeeren)
- Gehackte Nüsse zum Garnieren (optional)

Richtungen:

1. In einem Topf Quinoa und Mandelmilch vermischen. Zum Kochen bringen, dann die Hitze reduzieren, abdecken und 15–20 Minuten köcheln lassen, bis die Quinoa gar ist und die Mischung eindickt.

2. Honig oder Ahornsirup, Vanilleextrakt und gemahlenen
   Zimt einrühren.

3. Lassen Sie den Quinoa-Pudding einige Minuten
   abkühlen.

4. Den Quinoa-Pudding mit gemischten Beeren in
   Servierschüsseln schichten.

5. Für zusätzliche Konsistenz optional mit gehackten
   Nüssen garnieren.

6. Servieren Sie den Quinoa-Pudding mit gemischten
   Beeren warm oder gekühlt.

Apfel-Zimt-Haferriegel

Zutaten:

- 2 Tassen Haferflocken
- 1 Tasse ungesüßtes Apfelmus
- 1/4 Tasse Mandelbutter (ungesüßt)
- 1/4 Tasse Honig oder Ahornsirup
- 1 Teelöffel gemahlener Zimt
- 1/2 Teelöffel Vanilleextrakt
- 1/2 Tasse gewürfelte Äpfel (geschält)
- 1/4 Tasse gehackte Walnüsse oder Mandeln (optional)

Richtungen:

1. Heizen Sie den Ofen auf 175 °C (350 °F) vor und legen
   Sie eine Auflaufform mit Backpapier aus.

2. In einer großen Schüssel Haferflocken, Apfelmus, Mandel Butter, Honig oder Ahornsirup, gemahlenen Zimt und Vanilleextrakt vermischen. Mischen, bis alles gut vermischt ist.

3. Gewürfelte Äpfel und gehackte Nüsse unterheben, falls verwendet.

4. Drücken Sie die Mischung gleichmäßig in die vorbereitete Auflaufform.

5. Im vorgeheizten Ofen 20-25 Minuten backen oder bis die Ränder goldbraun werden.

6. Lassen Sie die Riegel in der Form abkühlen, bevor Sie sie in Quadrate oder Rechtecke schneiden.

7. Bewahren Sie die Apfel-Zimt-Hafer-Riegel nach dem Abkühlen in einem luftdichten Behälter auf.

Kokosnuss Beige perfekt

Zutaten:

- 1 Tasse gemischte Beeren (Erdbeeren, Blaubeeren, Himbeeren)
- 1 Tasse Kokos Joghurt (ungesüßt)
- 2 Esslöffel Kokosraspeln (ungesüßt)
- 1 Esslöffel Chiasamen
- 1 Esslöffel Honig oder Ahornsirup (optional, je nach Süße Vorliebe)

- Frische Minzblätter zum Garnieren (optional)

Richtungen:

1. Kombinieren Sie in einer Schüssel Kokosjoghurt, Kokosraspeln, Chiasamen und gegebenenfalls Honig oder Ahornsirup. Gut mischen.

2. In Serviergläsern oder Schüsseln die Kokos-Joghurt-Mischung mit gemischten Beeren schichten.

3. Wiederholen Sie die Schichten, bis die Gläser gefüllt sind, und schließen Sie mit einer Schicht Beeren obenauf ab.

4. Optional mit frischen Minzblättern garnieren.

5. Mindestens 30 Minuten in den Kühlschrank stellen, damit sich die Aromen vermischen.

6. Das Kokos-Beeren-Parfait gekühlt servieren.

Kürbisgewürz-Chia-Pudding

Zutaten:

- 1/4 Tasse Chiasamen
- 1 Tasse Mandelmilch (ungesüßt)
- 1/2 Tasse Kürbispüree aus der Dose
- 2 Esslöffel Ahornsirup
- 1/2 Teelöffel Kürbis Gewürzmischung
- 1/2 Teelöffel Vanilleextrakt
- Gehackte Pekannüsse oder Walnüsse zum Garnieren (optional)

Richtungen:

1. In einer Schüssel Chiasamen, Mandelmilch, Kürbispüree, Ahornsirup, Kürbis, Gewürzmischung und Vanilleextrakt verrühren.

2. Rühren Sie einige Minuten lang weiter, um eine Klumpenbildung zu vermeiden.

3. Decken Sie die Schüssel ab und stellen Sie sie mindestens 2 Stunden oder über Nacht in den Kühlschrank, bis der Chia-Pudding eindickt.

4. Vor dem Servieren den Pudding gut umrühren.

5. Den Pumpkin Spice Chia Pudding in Serviergläser füllen.

6. Optional mit gehackten Pekannüssen oder Walnüssen garnieren, um dem Ganzen mehr Konsistenz zu verleihen.

7. Servieren und genießen Sie dieses saisonale und nahrhafte Dessert.

KAPITEL 6: NÄHRENDE ABENDESSEN

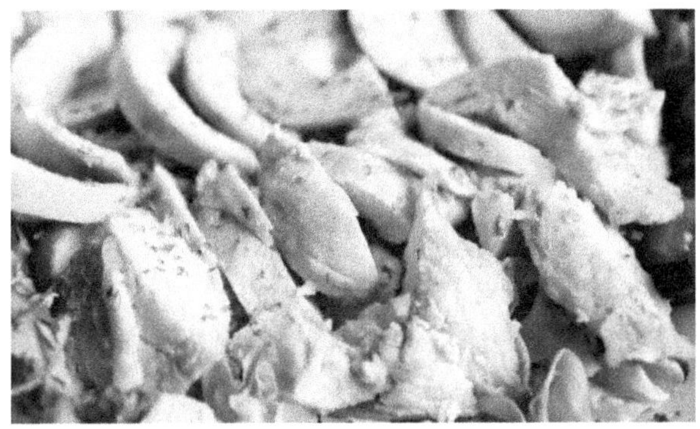

Gebackene Hähnchenbrust mit Süßkartoffeln und Spargel

Zutaten:

Für gebackenes Hähnchen:

- 4 Hähnchenbrustfilets ohne Knochen und Haut
- 2 Esslöffel Olivenöl
- 1 Teelöffel Paprika
- 1 Teelöffel Knoblauchpulver
- Salz und Pfeffer nach Geschmack

Für Süßkartoffelbrei:

- 2 große Süßkartoffeln, geschält und gewürfelt
- 2 Esslöffel griechischer Joghurt (ungesüßt)
- 1 Esslöffel Olivenöl
- Salz und Pfeffer nach Geschmack

Für Spargel:

- 1 Bund Spargel, geputzt
- 1 Esslöffel Balsamico-Essig
- 1 Esslöffel Olivenöl
- Salz und Pfeffer nach Geschmack

Richtungen:

Gebackenes Hühnchen:

1. Heizen Sie den Ofen auf 400 °F (200 °C) vor.

2. Hähnchenbrust auf ein Backblech legen.

3. In einer kleinen Schüssel Olivenöl, Paprika, Knoblauchpulver, Salz und Pfeffer vermischen.

4. Die Hähnchenbrüste mit der Gewürzmischung bestreichen.

5. Im vorgeheizten Ofen 20–25 Minuten backen oder bis die Innentemperatur 165 °F (74 °C) erreicht.

Süßkartoffelbrei:

1. Gewürfelte Süßkartoffeln kochen, bis sie weich sind.

2. Die Süßkartoffeln abgießen und zerstampfen.

3. Griechischen Joghurt, Olivenöl, Salz und Pfeffer einrühren. Mischen, bis eine glatte Masse entsteht.

Spargel:

1. Heizen Sie den Ofen auf 400 °F (200 °C) vor.

2. Den geschnittenen Spargel mit Balsamico-Essig, Olivenöl, Salz und Pfeffer vermischen.

3. Den Spargel auf einem Backblech verteilen und 10–12 Minuten rösten, bis er zart-knusprig ist.

Montage:

1. Servieren Sie die gebackene Hähnchenbrust über einem Klecks Süßkartoffelpüree.

2. Den gerösteten Spargel daneben anrichten.

Gebratene Zitronen-Knoblauch-Garnelen mit Brokkoli und braunem Reis

Zutaten:

Für Garnelen:

- 1 Pfund große Garnele, geschält und entdarmt
- 2 Esslöffel Olivenöl
- 3 Knoblauchzehen, gehackt
- Schale und Saft von 1 Zitrone
- 1 Teelöffel getrockneter Oregano
- Salz und Pfeffer nach Geschmack

Für Pfannengerichte:

- 4 Tassen Brokkoliröschen
- 1 rote Paprika, in dünne Scheiben geschnitten
- 1 Esslöffel natriumarme Sojasauce
- 1 Esslöffel Sesamöl
- 2 Tassen gekochter brauner Reis

Richtungen:

Garnele:

1. In einer Schüssel Garnelen mit Olivenöl, gehacktem Knoblauch, Zitronenschale, Zitronensaft, getrocknetem Oregano, Salz und Pfeffer vermischen. Lassen Sie es 15–20 Minuten marinieren.

2. Eine große Pfanne bei mittlerer bis hoher Hitze erhitzen. Die marinierten Garnelen dazugeben und auf jeder Seite 2–3 Minuten anbraten, bis sie rosa und undurchsichtig werden. Die Garnelen aus der Pfanne nehmen und beiseite stellen.

Pfannenrühren:

1. Geben Sie in der gleichen Pfanne bei Bedarf noch etwas Olivenöl hinzu. Brokkoliröschen und rote Paprikaschoten unterrühren.

2. Das Gemüse 5-7 Minuten kochen, bis es zart-knusprig ist.

3. Geben Sie die gekochten Garnelen wieder in die Pfanne.

4. Sojasauce und Sesamöl über die Garnelen und das Gemüse träufeln. Alles vermischen, bis es gut bedeckt ist.

Montage:

1. Servieren Sie die gebratenen Zitronen-Knoblauch-Garnelen über einem Bett aus gekochtem braunem Reis.

Vegetarische, mit Linsen und Spinat gefüllte Paprika

Zutaten:

- 4 Paprika (jede Farbe)
- 1 Tasse trockene grüne oder braune Linsen, abgespült
- 2,5 Tassen Gemüsebrühe oder Wasser
- 1 Esslöffel Olivenöl
- 1 Zwiebel, fein gehackt
- 2 Knoblauchzehen, gehackt
- 1 Dose (14 oz) gewürfelte Tomaten, abgetropft
- 2 Tassen frischer Spinat, gehackt
- 1 Teelöffel gemahlener Kreuzkümmel
- 1 Teelöffel geräuchertes Paprikapulver
- Salz und Pfeffer nach Geschmack
- 1 Tasse geriebener Mozzarella oder Ihr Lieblingskäse

Richtungen:

1. Heizen Sie den Ofen auf 375 °F (190 °C) vor.
2. Schneiden Sie die Oberseite der Paprika ab und entfernen Sie die Kerne und die Membranen.

3. In einem Topf Linsen und Gemüsebrühe oder Wasser vermischen. Zum Kochen bringen, dann die Hitze reduzieren, abdecken und 20–25 Minuten köcheln lassen, bis die Linsen weich sind.

4. In einer großen Pfanne Olivenöl bei mittlerer Hitze erhitzen. Gehackte Zwiebeln und Knoblauch dazugeben und anbraten, bis sie weich sind.

5. Gekochte Linsen, abgetropfte Tomatenwürfel, gehackten Spinat, gemahlenen Kreuzkümmel, geräuchertes Paprikapulver, Salz und Pfeffer unterrühren. Weitere 5 Minuten kochen lassen.

6. Füllen Sie jede Paprika mit der Linsen-Spinat-Mischung.

7. Streuen Sie geriebenen Käse über jede gefüllte Paprika.

8. Legen Sie die gefüllten Paprikaschoten in eine Auflaufform und backen Sie sie im vorgeheizten Ofen 25–30 Minuten lang oder bis die Paprikaschoten weich sind und der Käse geschmolzen ist und Blasen bildet.

9. Aus dem Ofen nehmen und vor dem Servieren einige Minuten abkühlen lassen.

Sesam-Ingwer-Tofu-Pfanne

Zutaten:

Für Tofu:

- 1 Block extra fester Tofu, gepresst und gewürfelt

- 2 Esslöffel Sojasauce (natriumarm)

- 1 Esslöffel Sesamöl

- 1 Esslöffel Reisessig

- 1 Teelöffel geriebener Ingwer

- 1 Teelöffel gehackter Knoblauch

- 1 Esslöffel Maisstärke

Für Pfannengerichte:

- 2 Esslöffel Pflanzenöl

- 1 Tasse Brokkoliröschen

- 1 rote Paprika, in dünne Scheiben geschnitten

- 1 Karotte, Julienne

- 1 Tasse Zuckererbsen, Enden abgeschnitten

- 2 Frühlingszwiebeln, in Scheiben geschnitten

- 2 Esslöffel Sojasauce (natriumarm)

- 1 Esslöffel Hoisinsauce

- 1 Esslöffel Sesam (zum Garnieren)

- Gekochter brauner Reis oder Quinoa zum Servieren

Richtungen:

Tofu:

1. In einer Schüssel Sojasauce, Sesamöl, Reisessig, geriebenem Ingwer, gehackten Knoblauch und Maisstärke verrühren.

2. Gewürfelten Tofu zur Marinade geben und darauf achten, dass der Tofu gut bedeckt ist. 15–20 Minuten marinieren lassen.

Pfannenrühren:

1. Pflanzenöl in einer großen Pfanne oder einem Wok bei mittlerer bis hoher Hitze erhitzen.

2. Marinierte Tofuwürfel hinzufügen und von allen Seiten goldbraun braten. Aus der Pfanne nehmen und beiseite stellen.

3. Geben Sie bei Bedarf noch etwas Öl in die gleiche Pfanne. Brokkoli, rote Paprika, Julienne-Karotten und Zuckererbsen unterrühren.

4. Das Gemüse 5-7 Minuten kochen, bis es zart-knusprig ist.

5. Den gekochten Tofu wieder in die Pfanne geben.

6. In einer kleinen Schüssel Sojasauce und Hoisin-Sauce vermischen. Die Soße über den Tofu und das Gemüse gießen. Alles vermischen, bis es gut bedeckt ist.

7. Weitere 2-3 Minuten kochen lassen, bis es durchgeheizt ist.

8. Servieren Sie die Sesam-Ingwer-Tofu-Pfanne über gekochtem braunem Reis oder Quinoa.

9. Mit geschnittenen Frühlingszwiebeln und Sesamkörnern garnieren.

Lachs-Quinoa-Salat mit Zitronen-Dill-Dressing

Zutaten:

Für Lachs:

- 4 Lachsfilets (Wildfang)
- 2 Esslöffel Olivenöl
- 1 Teelöffel getrockneter Dill
- 1 Teelöffel Knoblauchpulver
- Salz und Pfeffer nach Geschmack
- Saft von 1 Zitrone

Für Quinoa-Salat:

- 1 Tasse Quinoa, abgespült
- 2 Tassen Gemüsebrühe oder Wasser
- 1 Gurke, gewürfelt
- 1 Tasse Kirschtomaten, halbiert
- 1/4 Tasse rote Zwiebel, fein gehackt
- 1/4 Tasse Feta-Käse, zerbröselt
- 2 Esslöffel frischer Dill, gehackt

Für Zitronen-Dill-Dressing:

- 3 Esslöffel Olivenöl
- Saft von 1 Zitrone
- 1 Esslöffel Dijon-Senf
- 1 Teelöffel Honig oder Ahornsirup
- Salz und Pfeffer nach Geschmack

Richtungen:

Lachs:

1. Heizen Sie den Ofen auf 400 °F (200 °C) vor.

2. Lachsfilets auf ein Backblech legen.

3. In einer Schüssel Olivenöl, getrocknetem Dill, Knoblauchpulver, Salz und Pfeffer vermischen. Die Mischung über den Lachs streichen Filets.

4. Den Zitronensaft über den Lachs pressen.

5. Im vorgeheizten Ofen 12–15 Minuten backen oder bis der Lachs gar ist und sich mit einer Gabel leicht zerteilen lässt.

Quinoa-Salat:

1. In einem Topf Quinoa und Gemüsebrühe oder Wasser vermischen. Zum Kochen bringen, dann die Hitze reduzieren, abdecken und 15–20 Minuten köcheln lassen, bis die Quinoa gar ist und die Flüssigkeit aufgesogen ist.

2. Den Quinoa mit einer Gabel auflockern und abkühlen lassen.

3. In einer großen Schüssel abgekühltes Quinoa, Gurkenwürfel, halbierte Kirschtomaten, gehackte rote Zwiebeln, Fetakäse und frischen Dill vermischen.

Zitronen-Dill-Dressing:

1. In einer kleinen Schüssel Olivenöl, Zitronensaft, Dijon-Senf, Honig oder Ahornsirup, Salz und Pfeffer verrühren.

Montage:

1. Den Quinoa-Salat auf einer Servierplatte anrichten.
2. Mit gebackenem Lachs belegen Filets.
3. Das Zitronen-Dill-Dressing über den Lachs und den Salat träufeln.
4. Servieren und genießen Sie dieses erfrischende und proteinreiche Abendessen.

Gebackener Kabeljau mit Zitronen Kräutern und geröstetem Gemüse

Zutaten:

Für gebackenen Kabeljau:

- 4 Kabeljaufilets
- 2 Esslöffel Olivenöl
- Schale und Saft von 1 Zitrone
- 2 Knoblauchzehen, gehackt
- 1 Teelöffel getrockneter Thymian
- 1 Teelöffel getrockneter Rosmarin
- Salz und Pfeffer nach Geschmack

Für geröstetes Gemüse:

- 2 Tassen Babykartoffeln, halbiert
- 2 Tassen Babykarotten
- 1 Tasse Kirschtomaten, halbiert
- 1 Esslöffel Olivenöl
- Salz und Pfeffer nach Geschmack
- Frische Petersilie zum Garnieren

Richtungen:

Gebackener Kabeljau:

1. Heizen Sie den Ofen auf 400 °F (200 °C) vor.
2. Kabeljaufilets auf ein Backblech legen.
3. In einer kleinen Schüssel Olivenöl, Zitronenschale, Zitronensaft, gehackten Knoblauch, getrocknetem Thymian, getrockneten Rosmarin, Salz und Pfeffer vermischen.
4. Die Kabeljaufilets mit der Kräutermischung bestreichen.
5. Im vorgeheizten Ofen 12–15 Minuten backen oder bis der Kabeljau undurchsichtig ist und sich leicht lösen lässt.

Gebratenes Gemüse:

1. In einer separaten Auflaufform halbierte Kartoffeln, Babykarotten und Kirschtomaten mit Olivenöl, Salz und Pfeffer vermischen.

2. Das Gemüse 20–25 Minuten im Ofen rösten, bis es weich ist.

Montage:

1. Die gebackenen Kabeljau Filets auf einem Servierteller anrichten.

2. Den Kabeljau mit dem gerösteten Gemüse umgeben.

3. Für zusätzlichen Geschmack mit frischer Petersilie garnieren.

Vegetarisches Linsencurry mit Quinoa

Zutaten:

- 1 Tasse trockene grüne oder braune Linsen, abgespült
- 2 Tassen Gemüsebrühe oder Wasser
- 1 Esslöffel Olivenöl
- 1 Zwiebel, fein gehackt
- 3 Knoblauchzehen, gehackt
- 1 Esslöffel Ingwer, gerieben
- 2 Esslöffel Currypulver
- 1 Teelöffel gemahlener Kreuzkümmel
- 1 Teelöffel gemahlener Koriander
- 1 Dose (14 oz) gewürfelte Tomaten, nicht abgetropft
- 1 Dose (14 oz) Kokosmilch
- Salz und Pfeffer nach Geschmack
- Frischer Koriander zum Garnieren

- Gekochte Quinoa zum Servieren

Richtungen:

1. In einem Topf Linsen und Gemüsebrühe oder Wasser vermischen. Zum Kochen bringen, dann die Hitze reduzieren, abdecken und 20–25 Minuten köcheln lassen, bis die Linsen weich sind.

2. In einer großen Pfanne Olivenöl bei mittlerer Hitze erhitzen. Gehackte Zwiebeln hinzufügen und anbraten, bis sie weich sind.

3. Gehackten Knoblauch und geriebenen Ingwer in die Pfanne geben. Weitere 1-2 Minuten anbraten, bis es duftet.

4. Currypulver, gemahlenes Kreuzkümmel und gemahlenes Koriander unterrühren. Weitere 1-2 Minuten kochen lassen.

5. Gewürfelte Tomaten (mit ihrem Saft) in die Pfanne geben. 5 Minuten köcheln lassen.

6. Kokosmilch und gekochte Linsen dazugeben. Mit Salz und Pfeffer würzen. Weitere 10 Minuten köcheln lassen, damit sich die Aromen vermischen.

7. Servieren Sie das vegetarische Linsencurry auf einem Bett aus gekochtem Quinoa.

8. Für einen Hauch Frische mit frischem Koriander garnieren.

Mit Pilzen und Spinat gefüllte Hähnchenbrust

Zutaten:

- 4 Hähnchenbrustfilets ohne Knochen und Haut
- 1 Tasse Champignons, fein gehackt
- 2 Tassen frischer Spinat, gehackt
- 1/2 Tasse Feta-Käse, zerbröselt
- 2 Knoblauchzehen, gehackt
- 1 Esslöffel Olivenöl
- 1 Teelöffel getrockneter Oregano
- Salz und Pfeffer nach Geschmack
- Zahnstocher zum Befestigen

Für Zitronen-Kräutersauce:

- Saft von 1 Zitrone
- 2 Esslöffel Olivenöl
- 1 Teelöffel getrockneter Thymian
- Salz und Pfeffer nach Geschmack

Richtungen:

Gefülltes Hähnchen:

1. Heizen Sie den Ofen auf 375 °F (190 °C) vor.
2. In einer Pfanne Olivenöl bei mittlerer Hitze erhitzen. Gehackte Pilze hinzufügen und anbraten, bis sie Feuchtigkeit abgeben und goldbraun werden.

3. Gehackten Knoblauch und gehackten Spinat in die Pfanne geben. Anbraten, bis der Spinat zusammenfällt.

4. Nehmen Sie die Pfanne vom Herd und rühren Sie zerbröseltem Feta-Käse, getrockneten Oregano, Salz und Pfeffer ein.

5. Schneiden Sie jede Hähnchenbrust in Schmetterlingsform, indem Sie einen horizontalen Schnitt durch die Mitte machen, sodass eine Tasche für die Füllung entsteht.

6. Jede Hähnchenbrust mit der Pilz-Spinat-Mischung füllen und mit Zahnstochern feststecken.

Backen:

1. Die gefüllten Hähnchenbrüste auf ein Backblech legen.

2. Im vorgeheizten Ofen 25–30 Minuten backen oder bis das Hähnchen gar ist und der Saft klar austritt.

Zitronen-Kräuter-Sauce:

1. In einer kleinen Schüssel Zitronensaft, Olivenöl, getrocknetem Thymian, Salz und Pfeffer verrühren.

Portion:

1. Zahnstocher aus den gefüllten Hähnchenbrüsten entfernen.

2. Vor dem Servieren die Zitronen-Kräutersauce über das gefüllte Hähnchen träufeln.

Gebackenes Zitronen-Knoblauch-Hähnchen mit geröstetem Gemüse

Zutaten:

Für Huhn:

- 4 Hähnchenbrustfilets ohne Knochen und Haut
- 3 Esslöffel Olivenöl
- Saft von 2 Zitronen
- 4 Knoblauchzehen, gehackt
- 1 Teelöffel getrockneter Thymian
- Salz und Pfeffer nach Geschmack

Für geröstetes Gemüse:

- 2 Tassen Babykartoffeln, halbiert
- 2 Tassen Babykarotten
- 1 Zucchini, in Scheiben geschnitten
- 1 rote Paprika, in Scheiben geschnitten
- 1 Esslöffel Olivenöl
- Salz und Pfeffer nach Geschmack
- Frische Petersilie zum Garnieren

Richtungen:

Hähnchen marinieren:

1. In einer Schüssel Olivenöl, Zitronensaft, gehackten Knoblauch, getrockneten Thymian, Salz und Pfeffer vermischen.

2. Legen Sie die Hähnchenbrust in einen wiederverschließbaren Beutel oder eine flache Schüssel und gießen Sie die Marinade darüber.

3. Mindestens 30 Minuten, besser über Nacht, im Kühlschrank marinieren.

Hähnchen backen:

1. Heizen Sie den Ofen auf 400 °F (200 °C) vor.

2. Marinierte Hähnchenbrust auf ein Backblech legen.

3. 25–30 Minuten backen oder bis das Hähnchen gar ist und der Saft klar austritt.

Gemüse rösten:

1. In einer separaten Auflaufform halbierte Kartoffeln, Babykarotten, geschnittene Zucchini und rote Paprika mit Olivenöl, Salz und Pfeffer vermengen.

2. Das Gemüse 20–25 Minuten im Ofen rösten, bis es weich ist.

Portion:

1. Das gebackene Zitronen-Knoblauch-Hähnchen auf einem Servierteller anrichten.

2. Das Hähnchen mit dem gerösteten Gemüse umgeben.

3. Für zusätzlichen Geschmack mit frischer Petersilie garnieren.

Kokos-Limetten-Garnelenpfanne

Zutaten:

- 1 Pfund Garnelen, geschält und entdarmt
- 2 Esslöffel Kokosöl
- 1 rote Paprika, in dünne Scheiben geschnitten
- 1 gelbe Paprika, in dünne Scheiben geschnitten
- 1 Tasse Zuckererbsen, Enden abgeschnitten
- 1 Karotte, Julienne
- 3 Frühlingszwiebeln, in Scheiben geschnitten
- 1 Esslöffel frischer Ingwer, gehackt
- 2 Knoblauchzehen, gehackt
- Schale und Saft von 2 Limetten
- 1 Dose (14 oz) Kokosmilch
- 2 Esslöffel Sojasauce (natriumarm)
- 1 Esslöffel Honig oder Ahornsirup
- Salz und Pfeffer nach Geschmack
- Frischer Koriander zum Garnieren
- Gekochter brauner Reis zum Servieren

Richtungen:

Pfannenrühren:

1. In einem großen Wok oder einer Pfanne Kokosöl bei mittlerer bis hoher Hitze erhitzen.

2. Garnelen hinzufügen und kochen, bis sie rosa und undurchsichtig werden. Garnelen aus dem Wok nehmen und beiseite stellen.

3. Geben Sie im selben Wok bei Bedarf noch mehr Kokosöl hinzu. In Scheiben geschnittene Paprika, Erbsen, Julienne-Karotten, Frühlingszwiebeln, gehackten Ingwer und gehackten Knoblauch 3–4 Minuten anbraten, bis das Gemüse knusprig und zart ist.

Kokos-Limetten-Sauce:

1. In einer Schüssel Limettenschale, Limettensaft, Kokosmilch, Sojasauce, Honig oder Ahornsirup, Salz und Pfeffer verrühren.

2. Die Kokos-Limetten-Sauce über das Gemüse im Wok gießen.

Kombinieren:

1. Geben Sie die gekochten Garnelen zurück in den Wok und vermischen Sie alles, bis es gut bedeckt ist.

2. Weitere 2-3 Minuten kochen lassen, bis es durchgeheizt ist.

Portion:

1. Servieren Sie die Kokos-Limetten-Garnelen-Pfanne über gekochtem braunem Reis.

2. Für einen besonderen Geschmack mit frischem Koriander garnieren.

Gebackener Lachs in Kräuterkruste mit Quinoa und Spargel

Zutaten:

Für Lachs:

- 4 Lachsfilets
- 2 Esslöffel Dijon-Senf
- 1 Esslöffel Olivenöl
- 1 Esslöffel frischer Dill, gehackt
- 1 Esslöffel frische Petersilie, gehackt
- 1 Teelöffel Zitronenschale
- Salz und Pfeffer nach Geschmack

Für Quinoa und Spargel:

- 1 Tasse Quinoa, abgespült
- 2 Tassen Gemüsebrühe oder Wasser
- 1 Bund Spargel, geputzt und halbiert
- 2 Esslöffel Olivenöl
- 1 Knoblauchzehe, gehackt
- Salz und Pfeffer nach Geschmack

Richtungen:

Gebackener Lachs in Kräuterkruste:

1. Heizen Sie den Ofen auf 400 °F (200 °C) vor.

2. In einer Schüssel Dijon-Senf, Olivenöl, gehackten Dill, gehackte Petersilie, Zitronenschale, Salz und Pfeffer vermischen.

3. Lachs auflegen, Filets auf ein Backblech geben und die Kräutermischung darüber verteilen.

4. Im vorgeheizten Ofen 12–15 Minuten backen oder bis der Lachs gar ist und leicht zerfällt.

Quinoa und Spargel:

1. In einem Topf Quinoa und Gemüsebrühe oder Wasser vermischen. Zum Kochen bringen, dann die Hitze reduzieren, abdecken und 15–20 Minuten köcheln lassen, bis die Quinoa gar ist und die Flüssigkeit aufgesogen ist.

2. In einer Pfanne Olivenöl bei mittlerer Hitze erhitzen. Den gehackten Knoblauch dazugeben und 1-2 Minuten anbraten.

3. Halbierten Spargel in die Pfanne geben und anbraten, bis er zart-knusprig ist.

4. Gekochte Quinoa unterrühren und alles vermengen. Mit Salz und Pfeffer würzen.

Portion:

1. Den gebackenen Lachs mit Kräuterkruste auf einem Bett aus Quinoa und Spargel anrichten.

2. Nach Belieben mit weiteren frischen Kräutern und einem Spritzer Zitrone garnieren.

Mango-Avocado-Hühnersalat

Zutaten:

Für gegrilltes Hähnchen:

- 4 Hähnchenbrustfilets ohne Knochen und Haut
- 2 Esslöffel Olivenöl
- 1 Teelöffel gemahlener Kreuzkümmel
- 1 Teelöffel Paprika
- Salz und Pfeffer nach Geschmack

Für den Salat:

- 4 Tassen gemischter Salat
- 1 Mango, geschält, entkernt und gewürfelt
- 1 Avocado, geschält, entkernt und in Scheiben geschnitten
- 1 Gurke, in dünne Scheiben geschnitten
- 1/2 rote Zwiebel, in dünne Scheiben geschnitten
- 1/4 Tasse frischer Koriander, gehackt

Für Limetten Vinaigrette:

- Saft von 2 Limetten

- 3 Esslöffel Olivenöl
- 1 Teelöffel Honig oder Ahornsirup
- Salz und Pfeffer nach Geschmack

Richtungen:

Gegrilltes Hühnchen:

1. Heizen Sie den Grill oder die Grillpfanne bei mittlerer bis hoher Hitze vor.
2. In einer Schüssel Olivenöl, gemahlenen Kreuzkümmel, Paprika, Salz und Pfeffer vermischen.
3. Die Hähnchenbrüste mit der Gewürzmischung bestreichen.
4. Das Hähnchen auf jeder Seite 6–8 Minuten grillen oder bis es vollständig gar ist.

Salat:

1. In einer großen Salatschüssel gemischtes Gemüse, gewürfelte Mango, geschnittene Avocado, Gurke, rote Zwiebel und gehackten Koriander vermischen.

Limetten Vinaigrette:

1. In einer kleinen Schüssel Limettensaft, Olivenöl, Honig oder Ahornsirup, Salz und Pfeffer verrühren.

Portion:

1. Das gegrillte Hähnchen in Scheiben schneiden und auf den Salat legen.
2. Die Limetten Vinaigrette über den Salat träufeln.

3. Alles vorsichtig vermengen.

4. Servieren Sie den Mango-Avocado-Hühnersalat für ein erfrischendes und nahrhaftes Abendessen.

Kurkuma-Ingwer-Linsen-Eintopf mit Spinat

Zutaten:

- 1 Tasse trockene rote Linsen, abgespült
- 1 Zwiebel, fein gehackt
- 3 Knoblauchzehen, gehackt
- 1 Esslöffel frischer Ingwer, gerieben
- 1 Teelöffel gemahlener Kurkuma
- 1 Teelöffel gemahlener Kreuzkümmel
- 1 Teelöffel gemahlener Koriander
- 1/2 Teelöffel Zimt
- 4 Tassen Gemüsebrühe
- 1 Dose (14 oz) gewürfelte Tomaten
- 3 Karotten, geschält und gewürfelt
- 2 Tassen frischer Spinat, gehackt
- 2 Esslöffel Olivenöl
- Salz und Pfeffer nach Geschmack
- Frischer Koriander zum Garnieren

Richtungen:

1. In einem großen Topf Olivenöl bei mittlerer Hitze erhitzen. Gehackte Zwiebeln dazugeben und glasig dünsten.

2. Gehackten Knoblauch und geriebenen Ingwer hinzufügen und 1-2 Minuten weiter anbraten, bis es duftet.

3. Gemahlene Kurkuma, Kreuzkümmel, Koriander und Zimt unterrühren und die Zwiebeln und den Knoblauch mit den Gewürzen bestreichen.

4. Gespülte rote Linsen, gewürfelte Tomaten, gewürfelte Karotten und Gemüsebrühe in den Topf geben.

5. Die Mischung zum Kochen bringen, dann die Hitze reduzieren, abdecken und 20–25 Minuten köcheln lassen, bis die Linsen weich sind.

6. Gehackten frischen Spinat hinzufügen und weitere 5 Minuten kochen, bis der Spinat zusammenfällt.

7. Den Eintopf mit Salz und Pfeffer abschmecken.

Portion:

1. Den Kurkuma-Ingwer-Linsen-Eintopf in Schüsseln füllen.

2. Für zusätzlichen Geschmack mit frischem Koriander garnieren.

Sesam-Knoblauch-Tofu-Pfanne mit Brokkoli und braunem Reis

Zutaten:

Für Tofu:

- 1 Block extra fester Tofu, gepresst und gewürfelt
- 3 Esslöffel Sojasauce (natriumarm)
- 1 Esslöffel Sesamöl
- 1 Esslöffel Reisessig
- 2 Teelöffel Ahornsirup oder Agavendicksaft
- 2 Knoblauchzehen, gehackt
- 1 Teelöffel geriebener Ingwer
- 1 Esslöffel Maisstärke

Für Pfannengerichte:

- 2 Tassen Brokkoliröschen
- 1 rote Paprika, in dünne Scheiben geschnitten
- 1 Karotte, Julienne
- 2 Tassen gekochter brauner Reis
- 2 Esslöffel Sesamkörner
- 2 Frühlingszwiebeln, in Scheiben geschnitten
- 2 Esslöffel Pflanzenöl zum Kochen

Richtungen:

Tofu-Zubereitung:

1. In einer Schüssel Sojasauce, Sesamöl, Reisessig, Ahornsirup, gehackten Knoblauch und geriebenen Ingwer verrühren.

2. Tofuwürfel in die Marinade geben und mindestens 15 Minuten ruhen lassen.

3. Den marinierten Tofu mit Maisstärke bestreuen und vermischen.

Pfannenrühren:

1. Pflanzenöl in einer großen Pfanne oder einem Wok bei mittlerer bis hoher Hitze erhitzen.

2. Tofu in die Pfanne geben und kochen, bis alle Seiten goldbraun sind.

3. Nehmen Sie den Tofu aus der Pfanne und legen Sie ihn beiseite.

4. Geben Sie bei Bedarf noch mehr Öl in die gleiche Pfanne. Brokkoli, rote Paprika und Julienne-Karotten unter Rühren anbraten, bis sie zart-knusprig sind.

5. Geben Sie den gekochten Tofu zurück in die Pfanne und vermengen Sie alles miteinander.

Portion:

1. Servieren Sie den gebratenen Sesam-Knoblauch-Tofu über gekochtem braunem Reis.

2. Für zusätzlichen Geschmack mit Sesamkörnern und geschnittenen Frühlingszwiebeln garnieren.

Zitronen-Knoblauch-Garnelen mit Zucchininudeln

Zutaten:

- 1 Pfund Garnelen, geschält und entdarmt
- 4 mittelgroße Zucchini, spiralförmig zu Nudeln geformt
- 3 Esslöffel Olivenöl
- 4 Knoblauchzehen, gehackt
- Saft von 2 Zitronen
- 1 Teelöffel Zitronenschale
- 1 Teelöffel getrockneter Oregano
- Salz und Pfeffer nach Geschmack
- Zerkleinerte rote Paprikaflocken (optional zum Erhitzen)
- Frische Petersilie zum Garnieren

Richtungen:

Zucchininudeln:

1. Die Zucchini mit einem Spiralschneider zu Nudeln spiralisieren.
2. 2 Esslöffel Olivenöl in einer großen Pfanne bei mittlerer Hitze erhitzen.
3. Zucchini-Nudeln dazugeben und 2-3 Minuten anbraten, bis sie gerade weich sind. Beiseite legen.

Zitronen-Knoblauch-Garnelen:

1. In derselben Pfanne das restliche Olivenöl hinzufügen.

2. Den gehackten Knoblauch hinzufügen und 1-2 Minuten anbraten, bis er duftet.

3. Garnelen in die Pfanne geben und auf jeder Seite 2-3 Minuten braten, bis sie rosa und undurchsichtig werden.

4. Gießen Sie Zitronensaft über die Garnelen, fügen Sie Zitronenschale, getrockneten Oregano, Salz, Pfeffer und optional zerstoßene rote Paprikaflocken hinzu. Zum Kombinieren umrühren.

Portion:

1. Eine Portion Zucchini Nudeln auf einen Teller legen.

2. Mit Zitronen-Knoblauch-Garnelen belegen.

3. Mit frischer Petersilie garnieren.

Quinoa-Risotto mit Pilzen und Spinat

Zutaten:

- 1 Tasse Quinoa, abgespült
- 2 Esslöffel Olivenöl
- 1 Zwiebel, fein gehackt
- 2 Knoblauchzehen, gehackt
- 8 Unzen Pilze, in Scheiben geschnitten
- 4 Tassen frischer Spinat, gehackt
- 1 Tasse Gemüsebrühe

- 1 Tasse fettarme Milch oder Pflanzenmilch
- 1/2 Tasse geriebener Parmesankäse
- Salz und Pfeffer nach Geschmack
- Frische Petersilie zum Garnieren

Richtungen:

Quinoa:

1. In einem Topf Quinoa und Gemüsebrühe vermischen. Zum Kochen bringen, dann die Hitze reduzieren, abdecken und 15–20 Minuten köcheln lassen, bis die Quinoa gar ist und die Flüssigkeit aufgesogen ist.

Pilz-Spinat-Mischung:

1. In einer großen Pfanne Olivenöl bei mittlerer Hitze erhitzen.
2. Gehackte Zwiebeln dazugeben und glasig dünsten.
3. Gehackten Knoblauch und geschnittene Pilze hinzufügen und kochen, bis die Pilze weich sind.
4. Gehackten Spinat unterrühren und kochen, bis er zusammengefallen ist.

Kombinieren:

1. Gekochte Quinoa mit der Pilz-Spinat-Mischung in die Pfanne geben.
2. Gießen Sie die Milch hinzu und rühren Sie, bis alles gut vermischt ist.

3. Den geriebenen Parmesan unterrühren, bis er geschmolzen ist und das Risotto eine cremige Konsistenz hat.

4. Mit Salz und Pfeffer abschmecken.

Portion:

1. Das Pilz-Spinat-Quinoa-Risotto auf Teller verteilen.

2. Mit frischer Petersilie garnieren.

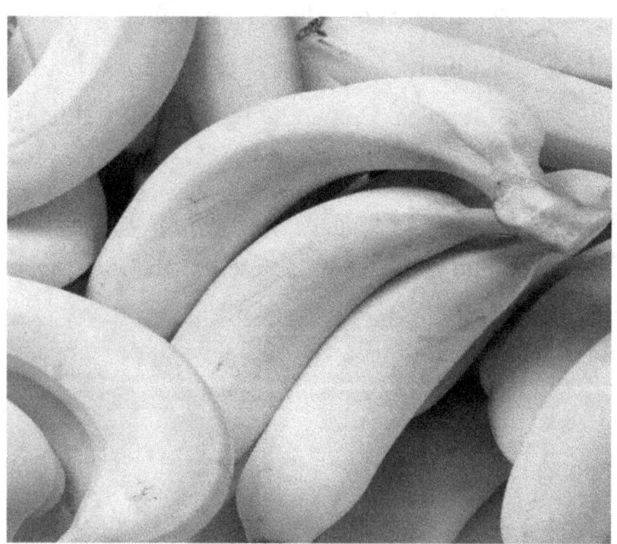

KAPITEL 7: BEfriedigende Suppen und Eintöpfe

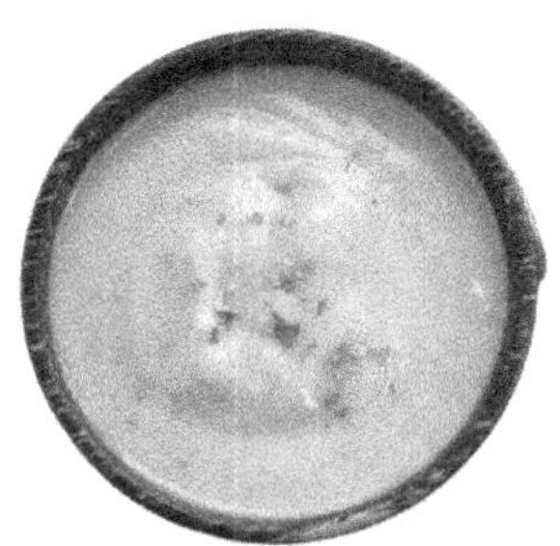

Linsen- und Gemüsesuppe

Zutaten:

- 1 Tasse trockene grüne oder braune Linsen, abgespült
- 1 große Karotte, gewürfelt
- 1 Selleriestange, gewürfelt
- 1 Zwiebel, fein gehackt
- 3 Knoblauchzehen, gehackt
- 1 Dose (14 oz) gewürfelte Tomaten, nicht abgetropft
- 6 Tassen natriumarme Gemüsebrühe
- 1 Teelöffel gemahlener Kreuzkümmel
- 1 Teelöffel gemahlener Koriander
- 1/2 Teelöffel geräuchertes Paprikapulver
- 1 Lorbeerblatt
- Salz und Pfeffer nach Geschmack

- 2 Tassen gehackter Grünkohl oder Spinat
- Saft von 1 Zitrone
- Frische Petersilie zum Garnieren (optional)

Richtungen:

1. Gemüse anbraten:

   - In einem großen Topf gewürfelte Karotten, Sellerie und Zwiebeln in etwas Olivenöl bei mittlerer Hitze anbraten, bis sie weich sind.

2. Linsen und Gewürze hinzufügen:

   - Gespülte Linsen, gehackten Knoblauch, gemahlenen Kreuzkümmel, gemahlenes Koriander, geräuchertes Paprikapulver und das Lorbeerblatt in den Topf geben. Gut umrühren, um das Gemüse zu bedecken.

3. Brühe und Tomaten aufgießen:

   - Mit der Gemüsebrühe aufgießen und die nicht abgetropften Tomatenwürfel dazugeben. Bringen Sie die Mischung zum Kochen.

4. Kochen:

   - Hitze reduzieren, abdecken und etwa 25–30 Minuten köcheln lassen, bis die Linsen weich sind.

5. Würzen und Grünzeug hinzufügen:

   o Die Suppe mit Salz und Pfeffer abschmecken. Gehackten Grünkohl oder Spinat unterrühren und weitere 5 Minuten köcheln lassen, bis das Grün zusammengefallen ist.

6. Mit Zitronensaft abschließen:

   o Das Lorbeerblatt entfernen und den Saft einer Zitrone unterrühren.

7. Garnieren und servieren:

   o Nach Belieben mit frischer Petersilie garnieren.

   o Servieren Sie diese Linsen-Gemüse-Suppe heiß und bieten Sie eine nahrhafte und beruhigende Option.

Kichererbsen-Süßkartoffel-Eintopf

Zutaten:

- 2 Dosen (je 15 oz) Kichererbsen, abgetropft und abgespült
- 2 mittelgroße Süßkartoffeln, geschält und gewürfelt
- 1 Zwiebel, fein gehackt
- 3 Knoblauchzehen, gehackt
- 1 Dose (14 oz) gewürfelte Tomaten, nicht abgetropft
- 4 Tassen natriumarme Gemüsebrühe
- 1 Teelöffel gemahlener Kurkuma

- 1 Teelöffel gemahlener Kreuzkümmel
- 1/2 Teelöffel gemahlener Zimt
- 1/2 Teelöffel geräuchertes Paprikapulver
- Salz und Pfeffer nach Geschmack
- 2 Tassen gehackter Grünkohl oder Spinat
- Saft von 1 Limette
- Frischer Koriander zum Garnieren (optional)

Richtungen:

1. Zwiebel und Knoblauch anbraten:
   - In einem großen Topf fein gehackte Zwiebeln und gehackten Knoblauch in etwas Olivenöl bei mittlerer Hitze anbraten, bis sie weich sind.
2. Süßkartoffeln und Gewürze hinzufügen:
   - Gewürfelte Süßkartoffeln, gemahlene Kurkuma, gemahlener Kreuzkümmel, gemahlener Zimt und geräuchertes Paprikapulver in den Topf geben. Gut umrühren, damit das Gemüse mit den Gewürzen bedeckt ist.
3. Brühe und Tomaten aufgießen:
   - Mit der Gemüsebrühe aufgießen und die nicht abgetropften Tomatenwürfel dazugeben. Bringen Sie die Mischung zum Kochen.

4. Süßkartoffeln kochen:

   o   Decken Sie den Topf ab und lassen Sie ihn etwa
       15 bis 20 Minuten lang köcheln, bis die
       Süßkartoffeln zart sind.

5. Kichererbsen und Gemüse hinzufügen:

   o   Die abgetropften und angespülten Kichererbsen
       zusammen mit gehacktem Grünkohl oder Spinat
       unterrühren. Lassen Sie es weitere 5–7 Minuten
       köcheln, bis das Grün zusammengefallen ist.

6. Mit Limettensaft abschmecken und abschließen:

   o   Den Eintopf mit Salz und Pfeffer abschmecken.
       Den Saft einer Limette in den Topf pressen und
       umrühren.

7. Garnieren und servieren:

   o   Nach Belieben mit frischem Koriander
       garnieren.

   o   Servieren Sie diesen
       Kichererbsen-Süßkartoffel-Eintopf heiß und
       bieten Sie eine herzhafte und nährstoffreiche
       Option.

Brokkoli- und weiße Bohnensuppe

Zutaten:

- 1 großer Brokkolikopf, Röschen getrennt und Stiele gehackt
- 1 Dose (15 oz) weiße Bohnen, abgetropft und abgespült
- 1 Zwiebel, fein gehackt
- 2 Knoblauchzehen, gehackt
- 4 Tassen natriumarme Gemüsebrühe
- 2 Esslöffel Olivenöl
- 1 Teelöffel getrockneter Thymian
- 1/2 Teelöffel gemahlener Koriander
- Salz und Pfeffer nach Geschmack
- 1 Esslöffel Zitronensaft
- Optional: geriebener Parmesan zum Garnieren

Richtungen:

1. Zwiebel und Knoblauch anbraten:
   - In einem großen Topf fein gehackte Zwiebeln und gehackten Knoblauch in Olivenöl bei mittlerer Hitze anbraten, bis sie weich sind.

2. Brokkoli und Gewürze hinzufügen:
   - Brokkoliröschen, gehackte Brokkolistängel, getrockneten Thymian und gemahlenen Koriander in den Topf geben. Umrühren, um das Gemüse mit den Gewürzen zu überziehen.

3. Brühe aufgießen und köcheln lassen:

   ○ Mit der Gemüsebrühe aufgießen, zum Kochen bringen und etwa 10–15 Minuten kochen, bis der Brokkoli weich ist.

4. Suppe pürieren:

   ○ Verwenden Sie einen Stabmixer, um die Suppe glatt zu rühren. Alternativ können Sie kleine Mengen in einen Mixer geben und glatt rühren, dann zurück in den Topf geben.

5. Weiße Bohnen hinzufügen:

   ○ Die abgetropften und angespülten weißen Bohnen unterrühren und die Suppe weitere 5-7 Minuten köcheln lassen.

6. Mit Zitronensaft würzen und abschließen:

   ○ Die Suppe mit Salz und Pfeffer abschmecken. Zitronensaft hinzufügen und gut umrühren.

7. Garnieren und servieren:

   ○ Optional: Mit geriebenem Parmesan garnieren.

   ○ Servieren Sie diese Brokkoli- und weiße Bohnensuppe heiß und bieten Sie eine nahrhafte und beruhigende Option.

Puten- und Gemüse-Quinoa-Eintopf

Zutaten:

- 1 Pfund gemahlener Truthahn
- 1 Tasse Quinoa, abgespült
- 1 Zwiebel, fein gehackt
- 2 Karotten, geschält und gewürfelt
- 2 Selleriestangen, gewürfelt
- 3 Knoblauchzehen, gehackt
- 1 Dose (14 oz) gewürfelte Tomaten, nicht abgetropft
- 6 Tassen natriumarme Hühner- oder Gemüsebrühe
- 1 Teelöffel getrockneter Thymian
- 1/2 Teelöffel gemahlene Kurkuma
- Salz und Pfeffer nach Geschmack
- 2 Tassen gehackter Grünkohl oder Spinat
- Saft von 1 Zitrone
- Frische Petersilie zum Garnieren (optional)

Richtungen:

1. Truthahn kochen:
   - In einem großen Topf das Putenhackfleisch bei mittlerer Hitze anbraten, bis es braun ist. Brechen Sie es beim Kochen in kleine Stücke.
2. Gemüse anbraten:
   - Gehackte Zwiebeln, gewürfelte Karotten, gewürfelte Sellerie und gehackten Knoblauch in den Topf geben. Anbraten, bis das Gemüse weich ist.

3. Quinoa und Gewürze hinzufügen:

   - Gespültes Quinoa, getrockneten Thymian, gemahlene Kurkuma, Salz und Pfeffer unterrühren. Weitere 2-3 Minuten kochen lassen.

4. Brühe und Tomaten aufgießen:

   - Mit der Hühner- oder Gemüsebrühe aufgießen und die nicht abgetropften Tomatenwürfel dazugeben. Den Eintopf zum Kochen bringen.

5. Kochen:

   - Hitze reduzieren, abdecken und etwa 15–20 Minuten köcheln lassen, bis die Quinoa gar und das Gemüse zart ist.

6. Gemüse und Zitronensaft hinzufügen:

   - Gehackten Grünkohl oder Spinat unterrühren und weitere 5 Minuten köcheln lassen, bis das Grün zusammengefallen ist. Den Saft einer Zitrone hineinpressen.

7. Garnieren und servieren:

   - Optional: Mit frischer Petersilie garnieren.
   - Servieren Sie diesen Puten-Gemüse-Quinoa-Eintopf heiß und bieten Sie eine proteinreiche und gesunde Option.

Spinat-Kichererbsen-Suppe

Zutaten:

- 1 Dose (15 oz) Kichererbsen, abgetropft und abgespült
- 4 Tassen frischer Spinat, gehackt
- 1 Zwiebel, fein gehackt
- 2 Karotten, geschält und gewürfelt
- 2 Knoblauchzehen, gehackt
- 6 Tassen natriumarme Gemüsebrühe
- 2 Esslöffel Olivenöl
- 1 Teelöffel gemahlener Kreuzkümmel
- 1/2 Teelöffel gemahlener Koriander
- 1/2 Teelöffel getrockneter Oregano
- Salz und Pfeffer nach Geschmack
- Saft von 1 Zitrone
- Frische Petersilie zum Garnieren (optional)

Richtungen:

1. Zwiebel und Knoblauch anbraten:
   - In einem großen Topf fein gehackte Zwiebeln und gehackten Knoblauch in Olivenöl bei mittlerer Hitze anbraten, bis sie weich sind.
2. Karotten und Gewürze hinzufügen:
   - Gewürfelte Karotten, gemahlenen Kreuzkümmel, gemahlenen Koriander und getrockneten Oregano in den Topf geben. Umrühren, um das Gemüse mit den Gewürzen zu überziehen.

3. Brühe und Kichererbsen aufgießen:

   o Mit der Gemüsebrühe aufgießen und die abgetropften und angespülten Kichererbsen dazugeben. Bringen Sie die Mischung zum Kochen.

4. Kochen:

   o Decken Sie den Topf ab und lassen Sie ihn etwa 15–20 Minuten lang köcheln, bis die Karotten weich sind.

5. Spinat und Zitronensaft hinzufügen:

   o Den gehackten frischen Spinat unterrühren und weitere 5 Minuten köcheln lassen, bis der Spinat zusammengefallen ist. Den Saft einer Zitrone hineinpressen.

6. Würzen und servieren:

   o Die Suppe mit Salz und Pfeffer abschmecken.

   o Optional: Mit frischer Petersilie garnieren.

   o Servieren Sie diese Spinat-Kichererbsen-Suppe heiß und erhalten Sie so eine nährstoffreiche und geschmackvolle Variante.

Pilz-Quinoa-Eintopf

Zutaten:

- 1 Tasse Quinoa, abgespült

- 8 Unzen Champignons, in Scheiben geschnitten (Champignons oder Ihre bevorzugte Sorte)
- 1 Zwiebel, fein gehackt
- 2 Karotten, geschält und gewürfelt
- 3 Knoblauchzehen, gehackt
- 4 Tassen natriumarme Gemüsebrühe
- 2 Esslöffel Tomatenmark
- 1 Teelöffel getrockneter Thymian
- 1/2 Teelöffel geräuchertes Paprikapulver
- Salz und Pfeffer nach Geschmack
- 1 Tasse gehackter Grünkohl oder Spinat
- 2 Esslöffel Olivenöl
- Frische Petersilie zum Garnieren (optional)

Richtungen:

1. Gemüse anbraten:
   - In einem großen Topf fein gehackte Zwiebeln und gehackten Knoblauch in Olivenöl bei mittlerer Hitze anbraten, bis sie weich sind.

2. Pilze und Karotten hinzufügen:
   - In Scheiben geschnittene Pilze und gewürfelte Karotten in den Topf geben. Etwa 5 Minuten kochen, bis die Pilze ihre Feuchtigkeit abgeben.

3. Quinoa und Gewürze unterrühren:

   o Gespülte Quinoa, getrockneten Thymian, geräuchertes Paprikapulver, Salz und Pfeffer unterrühren. Weitere 2-3 Minuten kochen lassen.

4. Tomatenmark auflösen:

   o Tomatenmark in der Gemüsebrühe auflösen und in den Topf gießen.

5. Kochen:

   o Bringen Sie den Eintopf zum Kochen, decken Sie ihn ab und lassen Sie ihn etwa 15 bis 20 Minuten kochen, bis die Quinoa gar ist und das Gemüse zart ist.

6. Grün hinzufügen:

   o Gehackten Grünkohl oder Spinat unterrühren und weitere 5 Minuten köcheln lassen, bis das Grün zusammengefallen ist.

7. Würzen und servieren:

   o Passen Sie die Gewürze bei Bedarf an.

   o Optional: Mit frischer Petersilie garnieren.

   o Servieren Sie diesen Pilz-Quinoa-Eintopf heiß und bieten Sie eine herzhafte und gesunde Option.

Süßkartoffel-Linsen-Suppe

Zutaten:

- 1 Tasse getrocknete rote Linsen, abgespült
- 2 mittelgroße Süßkartoffeln, geschält und gewürfelt
- 1 Zwiebel, fein gehackt
- 2 Karotten, geschält und in Scheiben geschnitten
- 3 Knoblauchzehen, gehackt
- 6 Tassen natriumarme Gemüsebrühe
- 1 Teelöffel gemahlener Kreuzkümmel
- 1/2 Teelöffel gemahlener Zimt
- 1/2 Teelöffel geräuchertes Paprikapulver
- Salz und Pfeffer nach Geschmack
- 2 Esslöffel Olivenöl
- Saft von 1 Zitrone
- Frischer Koriander zum Garnieren (optional)

Richtungen:

1. Gemüse anbraten:
   - In einem großen Topf fein gehackte Zwiebeln und gehackten Knoblauch in Olivenöl bei mittlerer Hitze anbraten, bis sie weich sind.
2. Süßkartoffeln und Karotten hinzufügen:
   - Gewürfelte Süßkartoffeln und geschnittene Karotten in den Topf geben. Etwa 5 Minuten kochen, bis sie anfangen, weich zu werden.

3. Linsen und Gewürze unterrühren:

   o Gespülte rote Linsen, gemahlenes
     Kreuzkümmel, gemahlenen Zimt, geräuchertes
     Paprikapulver, Salz und Pfeffer unterrühren.
     Weitere 2-3 Minuten kochen lassen.

4. Brühe angießen:

   o Mit der Gemüsebrühe aufgießen und die
     Mischung zum Kochen bringen.

5. Kochen:

   o Hitze reduzieren, abdecken und etwa 15–20
     Minuten köcheln lassen, bis die Linsen gar und
     das Gemüse zart sind.

6. Mischung (optional):

   o Für eine cremige Konsistenz verwenden Sie
     einen Stabmixer, um die Suppe teilweise zu
     pürieren. Lassen Sie einige Stücke für die Textur
     übrig.

7. Mit Zitronensaft abschließen:

   o Den Saft einer Zitrone hineinpressen und gut
     umrühren.

8. Würzen und servieren:

   o   Passen Sie die Gewürze bei Bedarf an.

   o   Optional: Mit frischem Koriander garnieren.

   o   Servieren Sie diese Süßkartoffel-Linsen-Suppe heiß und bieten Sie eine nahrhafte und geschmackvolle Option.

Kichererbsen-Gemüse-Eintopf

Zutaten:

- 2 Dosen (je 15 oz) Kichererbsen, abgetropft und abgespült
- 2 Zucchini, gewürfelt
- 1 Paprika, gehackt (jede Farbe)
- 1 Zwiebel, fein gehackt
- 3 Knoblauchzehen, gehackt
- 4 Tassen natriumarme Gemüsebrühe
- 1 Dose (14 oz) gewürfelte Tomaten, nicht abgetropft
- 2 Teelöffel gemahlener Kreuzkümmel
- 1 Teelöffel gemahlener Koriander
- 1/2 Teelöffel geräuchertes Paprikapulver
- Salz und Pfeffer nach Geschmack
- 2 Esslöffel Olivenöl
- Frische Petersilie zum Garnieren (optional)

Richtungen:

1. Gemüse anbraten:
    - In einem großen Topf fein gehackte Zwiebeln und gehackten Knoblauch in Olivenöl bei mittlerer Hitze anbraten, bis sie weich sind.
2. Paprika und Zucchini hinzufügen:
    - Gehackte Paprika und gewürfelte Zucchini in den Topf geben. Etwa 5 Minuten kochen lassen, bis das Gemüse weich wird.
3. Kichererbsen und Gewürze unterrühren:
    - Abgetropfte Kichererbsen, gemahlenes Kreuzkümmel, gemahlenes Koriander, geräuchertes Paprikapulver, Salz und Pfeffer unterrühren. Weitere 2-3 Minuten kochen lassen.
4. Mit Brühe und Tomaten aufgießen:
    - Mit der Gemüsebrühe aufgießen und die nicht abgetropften Tomatenwürfel dazugeben. Bringen Sie den Eintopf zum Kochen.
5. Kochen:
    - Hitze reduzieren, abdecken und etwa 15–20 Minuten köcheln lassen, bis das Gemüse weich ist.
6. Gewürze anpassen:
    - Abschmecken und bei Bedarf nachwürzen.

7. Aufschlag:

   o Optional: Mit frischer Petersilie garnieren.

   o Servieren Sie diesen Kichererbsen-Gemüse-Eintopf heiß und erhalten Sie eine proteinreiche und sättigende Option.

Butternut Kürbis-Apfel-Suppe

Zutaten:

- 1 mittelgroßer Butternusskürbis, geschält, entkernt und gewürfelt
- 2 Äpfel, geschält, entkernt und gehackt
- 1 Zwiebel, fein gehackt
- 3 Knoblauchzehen, gehackt
- 4 Tassen natriumarme Gemüsebrühe
- 1 Teelöffel gemahlener Ingwer
- 1/2 Teelöffel gemahlener Zimt
- 1/4 Teelöffel Muskatnuss
- Salz und Pfeffer nach Geschmack
- 2 Esslöffel Olivenöl
- 1 Tasse ungesüßte Mandelmilch (oder eine andere pflanzliche Milch)
- Kürbiskerne zum Garnieren (optional)

Richtungen:

1. Anbraten von Aromen:
   - In einem großen Topf fein gehackte Zwiebeln und gehackten Knoblauch in Olivenöl bei mittlerer Hitze anbraten, bis sie weich sind.

2. Butternut Kürbis und Apfel hinzufügen:
   - Gewürfelten Butternusskürbis und gehackte Äpfel in den Topf geben. Etwa 5 Minuten kochen, bis sie anfangen, weich zu werden.

3. Gewürze einrühren:
   - Gemahlenen Ingwer, gemahlenen Zimt, Muskatnuss, Salz und Pfeffer unterrühren. Weitere 2-3 Minuten kochen lassen.

4. Brühe angießen:
   - Mit der Gemüsebrühe aufgießen und die Mischung zum Kochen bringen.

5. Kochen:
   - Hitze reduzieren, abdecken und etwa 15–20 Minuten köcheln lassen, bis der Butternut Kürbis weich ist.

6. Mischung:
   - Verwenden Sie einen Stabmixer, um die Suppe glatt zu rühren. Alternativ können Sie die Mischung auch in einen Mixer geben und portionsweise mixen.

7. Mit Mandelmilch abschließen:

   o Um der Suppe Cremigkeit zu verleihen, die Mandelmilch einrühren.

8. Gewürze anpassen:

   o Abschmecken und bei Bedarf nachwürzen.

9. Aufschlag:

   o Optional: Mit Kürbiskernen garnieren.

   o Servieren Sie diese Butternusskürbis-Apfel-Suppe heiß und bieten Sie eine beruhigende und nahrhafte Option.

Eintopf mit Quinoa und schwarzen Bohnen

Zutaten:

- 1 Tasse Quinoa, abgespült
- 2 Dosen (je 15 oz) schwarze Bohnen, abgetropft und abgespült
- 1 rote Paprika, gewürfelt
- 1 gelbe Paprika, gewürfelt
- 1 Zwiebel, fein gehackt
- 3 Knoblauchzehen, gehackt
- 4 Tassen natriumarme Gemüsebrühe
- 1 Dose (14 oz) gewürfelte Tomaten, nicht abgetropft
- 2 Teelöffel gemahlener Kreuzkümmel
- 1 Teelöffel geräuchertes Paprikapulver

- Salz und Pfeffer nach Geschmack
- 2 Esslöffel Olivenöl
- Frischer Koriander zum Garnieren (optional)

Richtungen:

1. Anbraten von Aromen:
   - In einem großen Topf fein gehackte Zwiebeln und gehackten Knoblauch in Olivenöl bei mittlerer Hitze anbraten, bis sie weich sind.

2. Paprika hinzufügen:
   - Gewürfelte rote und gelbe Paprika in den Topf geben. Etwa 5 Minuten kochen lassen, bis die Paprikaschoten weich werden.

3. Quinoa und Gewürze unterrühren:
   - Gespültes Quinoa, gemahlenes Kreuzkümmel, geräuchertes Paprikapulver, Salz und Pfeffer unterrühren. Weitere 2-3 Minuten kochen lassen.

4. Mit Brühe und Tomaten aufgießen:
   - Mit der Gemüsebrühe aufgießen und die nicht abgetropften Tomatenwürfel dazugeben. Bringen Sie den Eintopf zum Kochen.

5. Kochen:
   - Hitze reduzieren, abdecken und etwa 15–20 Minuten köcheln lassen, bis die Quinoa gar und das Gemüse zart ist.

6. Schwarze Bohnen hinzufügen:

    o   Abgetropfte und ausgespülte schwarze Bohnen unterrühren. Weitere 5 Minuten kochen lassen, um die Bohnen zu durchwärmen.

7. Gewürze anpassen:

    o   Abschmecken und bei Bedarf nachwürzen.

8. Aufschlag:

    o   Optional: Mit frischem Koriander garnieren.

    o   Servieren Sie diesen Eintopf mit Quinoa und schwarzen Bohnen heiß und erhalten Sie eine proteinreiche und geschmackvolle Option.

Spinat- und weiße Bohnensuppe

Zutaten:

- 1 Dose (15 oz) weiße Bohnen, abgetropft und abgespült
- 4 Tassen frischer Spinat, gehackt
- 1 Zwiebel, fein gehackt
- 2 Karotten, geschält und in Scheiben geschnitten
- 3 Knoblauchzehen, gehackt
- 4 Tassen natriumarme Gemüsebrühe
- 1 Teelöffel getrockneter Thymian
- 1/2 Teelöffel getrockneter Rosmarin

- 1/2 Teelöffel Zwiebelpulver

- Salz und Pfeffer nach Geschmack

- 2 Esslöffel Olivenöl

- Saft von 1 Zitrone

- Geriebener Parmesan zum Garnieren (optional)

Richtungen:

1. Gemüse anbraten:

   - In einem großen Topf fein gehackte Zwiebeln und gehackten Knoblauch in Olivenöl bei mittlerer Hitze anbraten, bis sie weich sind.

2. Karotten und Bohnen hinzufügen:

   - Geschnittene Karotten und abgetropfte weiße Bohnen in den Topf geben. Etwa 5 Minuten kochen lassen, bis die Karotten weich werden.

3. Kräuter und Gewürze einrühren:

   - Getrockneten Thymian, getrocknetes Rosmarin, Zwiebelpulver, Salz und Pfeffer unterrühren. Weitere 2-3 Minuten kochen lassen.

4. Brühe angießen:

   - Mit der Gemüsebrühe aufgießen und die Mischung zum Kochen bringen.

5. Kochen:

   o Hitze reduzieren, abdecken und etwa 15–20 Minuten köcheln lassen, bis das Gemüse weich ist.

6. Spinat hinzufügen:

   o Gehackten frischen Spinat unterrühren und kochen, bis er zusammengefallen ist.

7. Mit Zitronensaft abschließen:

   o Den Saft einer Zitrone hineinpressen und gut umrühren.

8. Gewürze anpassen:

   o Abschmecken und bei Bedarf nachwürzen.

9. Aufschlag:

   o Optional: Mit geriebenem Parmesan garnieren.

   o Servieren Sie diese Suppe mit Spinat und weißen Bohnen heiß und bieten Sie eine nährstoffreiche und beruhigende Option.

KAPITEL 8: GEMÜSEGERICHTE

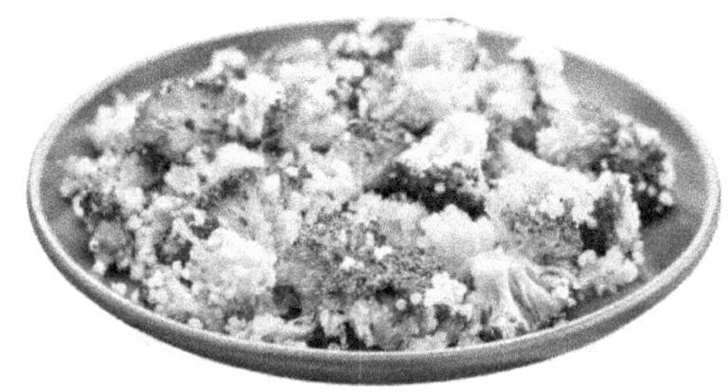

Mit Knoblauch gerösteter Brokkoli und Karotten

Zutaten:

- 2 Tassen Brokkoliröschen
- 2 Tassen Babykarotten
- 3 Esslöffel Olivenöl
- 3 Knoblauchzehen, gehackt
- 1 Teelöffel getrockneter Thymian
- 1 Teelöffel Paprika
- Salz und Pfeffer nach Geschmack
- Zitronenspalten zum Servieren (optional)

Richtungen:

Den Ofen vorheizen:

1. Heizen Sie Ihren Backofen auf 425 °F (220 °C) vor.

2. Gemüse zubereiten:

- o Den Brokkoli waschen und in mundgerechte Röschen schneiden.
- o Wenn Sie ganze Babykarotten verwenden, können Sie diese unverändert lassen oder sie zum schnelleren Braten halbieren oder vierteln.

3. Knoblauch Kräuteröl:

- o In einer kleinen Schüssel Olivenöl, gehackten Knoblauch, getrockneten Thymian, Paprika, Salz und Pfeffer vermischen.

4. Gemüse panieren:

- o Brokkoliröschen und Babykarotten in eine große Rührschüssel geben.
- o Gießen Sie das Knoblauch-Kräuteröl über das Gemüse und schwenken Sie es, bis es gleichmäßig bedeckt ist.

5. Braten:

- o Das panierte Gemüse in einer Schicht auf einem Backblech verteilen.
- o Im vorgeheizten Ofen 20–25 Minuten rösten, bis die Ränder des Gemüses goldbraun und knusprig sind.

6. Aufschlag:

   o Aus dem Ofen nehmen und in eine Servierschüssel geben.

   o Für zusätzlichen Geschmack frischen Zitronensaft über den gerösteten Brokkoli und die Karotten pressen (optional).

   o Als Beilage zu dem Protein Ihrer Wahl servieren.

Gegrillter Spargel mit Zitronen Kräutern

Zutaten:

- 1 Bund frischer Spargel, geputzt
- 2 Esslöffel Olivenöl
- Schale von 1 Zitrone
- Saft von 1 Zitrone
- 2 Teelöffel getrockneter Oregano
- Salz und Pfeffer nach Geschmack

Richtungen:

Den Grill vorheizen:

1. Heizen Sie Ihren Grill oder Ihre Grillpfanne bei mittlerer bis hoher Hitze vor.

2. Spargel zubereiten:

   o Schneiden Sie die harten Enden der Spargelstangen ab.

- o In einer flachen Schüssel den Spargel mit Olivenöl, Zitronenschale, Zitronensaft, getrocknetem Oregano, Salz und Pfeffer vermischen. Stellen Sie sicher, dass der Spargel gleichmäßig bedeckt ist.

3. Grillen:

- o Legen Sie den Spargel auf den vorgeheizten Grill und richten Sie ihn senkrecht zum Grillrost aus, damit er nicht durchfällt.
- o 5–7 Minuten grillen, dabei gelegentlich wenden, bis der Spargel zart ist und leicht verkohlt ist.

4. Aufschlag:

- o Den gegrillten Spargel auf eine Servierplatte geben.
- o Die restliche Zitronen-Kräuter-Mischung über den Spargel träufeln.
- o Sofort als aromatische und nahrhafte Beilage servieren.

Mit Honig glasierter gerösteter Rosenkohl

Zutaten:

- 1 Pfund Rosenkohl, geputzt und halbiert
- 2 Esslöffel Olivenöl
- 2 Esslöffel Honig

- 1 Esslöffel Balsamico-Essig

- 1 Teelöffel Dijon-Senf

- Salz und Pfeffer nach Geschmack

- Gehackte frische Petersilie zum Garnieren (optional)

Richtungen:

Den Ofen vorheizen:

1. Heizen Sie Ihren Backofen auf 400 °F (200 °C) vor.

2. Rosenkohl zubereiten:

   o Schneiden Sie die harten Enden des Rosenkohls ab und schneiden Sie ihn in zwei Hälften.

   o Geben Sie sie in eine große Schüssel.

3. Honig-Glasur-Mischung:

   o In einer kleinen Schüssel Olivenöl, Honig, Balsamico-Essig, Dijon-Senf, Salz und Pfeffer verrühren.

4. Rosenkohl bestreichen:

   o Gießen Sie die Honigglasur Mischung über den Rosenkohl und schwenken Sie ihn, bis er gleichmäßig bedeckt ist.

5. Braten:

   o Den umhüllten Rosenkohl in einer Schicht auf einem Backblech verteilen.

   o Im vorgeheizten Ofen 20–25 Minuten rösten, bis sie goldbraun und an den Rändern knusprig sind.

6. Aufschlag:

   o Den gerösteten Rosenkohl auf eine Servierplatte geben.

   o Nach Belieben mit gehackter frischer Petersilie garnieren.

Gebratenes Gemüse mit Sesam und Ingwer

Zutaten:

- 2 Tassen Brokkoliröschen
- 1 rote Paprika, in dünne Scheiben geschnitten
- 1 gelbe Paprika, in dünne Scheiben geschnitten
- 1 Tasse Zuckererbsen, Enden abgeschnitten
- 2 Karotten, julieniert
- 3 Esslöffel natriumarme Sojasauce
- 1 Esslöffel Sesamöl
- 1 Esslöffel Reisessig
- 1 Esslöffel Honig
- 1 Esslöffel frischer Ingwer, gerieben
- 2 Knoblauchzehen, gehackt
- 2 Esslöffel Sesamkörner
- 2 Esslöffel Frühlingszwiebeln, gehackt (zum Garnieren)
- 2 Esslöffel Pflanzenöl (zum Braten)
- Gekochter brauner Reis oder Quinoa (optional, zum Servieren)

Richtungen:

1. Gemüse zubereiten:

   o   Brokkoli in kleine Röschen schneiden.

   o   Rote und gelbe Paprika in dünne Scheiben schneiden.

   o   Zuckerschoten und Julienne-Karotten putzen.

2. Saucenmischung:

   o   In einer kleinen Schüssel Sojasauce, Sesamöl, Reisessig, Honig, geriebenem Ingwer und gehackten Knoblauch verrühren.

3. Pfannenrühren:

   o   Pflanzenöl in einem Wok oder einer großen Pfanne bei mittlerer bis hoher Hitze erhitzen.

   o   Brokkoli, Paprika, Zuckererbsen und Karotten hinzufügen. 4–5 Minuten unter Rühren braten, bis das Gemüse knusprig und zart ist.

4. Soße hinzufügen:

   o   Gießen Sie die Saucenmischung über das gebratene Gemüse. Zum gleichmäßigen Überziehen vermischen.

5. Fertig stellen und servieren:

   - Sesamkörner über das Gemüse streuen und weitere 1-2 Minuten rühren, bis alles gut vermischt ist.
   - Mit gehackten Frühlingszwiebeln garnieren.
   - Nach Belieben mit gekochtem braunem Reis oder Quinoa servieren.

Mediterrane geröstete Auberginen und Zucchini

Zutaten:

- 1 große Aubergine, gewürfelt
- 2 mittelgroße Zucchini, in Scheiben geschnitten
- 1 rote Zwiebel, in dünne Scheiben geschnitten
- 2 Paprika (rot oder gelb), in Scheiben geschnitten
- 3 Esslöffel Olivenöl
- 2 Teelöffel getrockneter Oregano
- 1 Teelöffel getrocknetes Basilikum
- 1 Teelöffel Knoblauchpulver
- Salz und Pfeffer nach Geschmack
- 1 Esslöffel Balsamico-Essig
- Frische Petersilie zum Garnieren

Richtungen:

Den Ofen vorheizen:

1. Heizen Sie Ihren Backofen auf 400 °F (200 °C) vor.

2. Gemüse vorbereiten:

   o Die Aubergine würfeln, die Zucchini in Scheiben schneiden, die rote Zwiebel in dünne Scheiben schneiden und die Paprika in Scheiben schneiden.

3. Braten:

   o In einer großen Rührschüssel die gewürfelten Auberginen, Zucchini Scheiben, roten Zwiebeln und Paprika mit Olivenöl, getrocknetem Oregano, getrocknetem Basilikum, Knoblauchpulver, Salz und Pfeffer vermengen.

   o Das gewürzte Gemüse in einer Schicht auf einem Backblech verteilen.

4. Backen:

   o Im vorgeheizten Ofen 25–30 Minuten rösten oder bis das Gemüse zart und leicht gebräunt ist, nach der Hälfte der Zeit umrühren.

5. Fertig stellen und servieren:

   o Das geröstete Gemüse mit Balsamico-Essig beträufeln und vermischen.

   o Vor dem Servieren mit frischer Petersilie garnieren.

Mit Balsamico glasiertes geröstetes Gemüse

Zutaten:

- 2 Tassen Babykarotten
- 1 mittelgroße Zucchini, in Scheiben geschnitten
- 1 Tasse Kirschtomaten
- 1 rote Zwiebel, in Spalten geschnitten
- 2 Esslöffel Olivenöl
- 3 Esslöffel Balsamico-Essig
- 1 Esslöffel Honig
- 1 Teelöffel getrockneter Thymian
- Salz und Pfeffer nach Geschmack
- Gehackter frischer Basilikum zum Garnieren (optional)

Richtungen:

Den Ofen vorheizen:

1. Heizen Sie Ihren Backofen auf 400 °F (200 °C) vor.
2. Gemüse vorbereiten:
   - In einer großen Schüssel Babykarotten, Zucchinischeiben, Kirschtomaten und rote Zwiebelspalten mit Olivenöl vermengen.
3. Balsamico-Glasur:
   - In einer kleinen Schüssel Balsamico-Essig, Honig, getrockneten Thymian, Salz und Pfeffer verrühren.

4. Gemüse panieren:

   ○ Gießen Sie die Balsamico-Glasur über das
     Gemüse und schwenken Sie es, bis es
     gleichmäßig bedeckt ist.

5. Braten:

   ○ Das panierte Gemüse in einer Schicht auf einem
     Backblech verteilen.

6. Backen:

   ○ Im vorgeheizten Ofen 20–25 Minuten rösten
     oder bis das Gemüse zart und karamellisiert ist,
     dabei nach der Hälfte der Zeit umrühren.

7. Garnieren und servieren:

   ○ Aus dem Ofen nehmen und nach Belieben mit
     gehacktem frischem Basilikum garnieren.

   ○ Servieren Sie dieses mit Balsamico glasierte
     geröstete Gemüse als köstliche und nahrhafte
     Beilage.

Blumenkohl-Brokkoli-Gratin

Zutaten:

- 1 Kopf Blumenkohl, in Röschen geschnitten
- 1 Kopf Brokkoli, in Röschen geschnitten
- 2 Esslöffel Olivenöl
- 3 Knoblauchzehen, gehackt

* 2 Esslöffel Vollkornmehl

* 2 Tassen fettarme Milch

* 1 Tasse geriebenen, scharfen Cheddar Käse

* 1/4 Tasse geriebener Parmesankäse

* Salz und Pfeffer nach Geschmack

* 1/2 Teelöffel getrockneter Thymian

* 1/2 Tasse Vollkorn-Semmelbrösel

* Frische Petersilie zum Garnieren (optional)

Richtungen:

Den Ofen vorheizen:

1. Heizen Sie Ihren Backofen auf 375 °F (190 °C) vor.

2. Gemüse dämpfen:

   o Blumenkohl- und Brokkoliröschen dämpfen, bis sie gerade zart sind. Abtropfen lassen und beiseite stellen.

3. Käsesauce zubereiten:

   o In einem Topf Olivenöl bei mittlerer Hitze erhitzen. Gehackten Knoblauch hinzufügen und kochen, bis er duftet.

   o Vollkornmehl einrühren und 1-2 Minuten kochen lassen.

   o Nach und nach die fettarme Milch unterrühren, dabei darauf achten, dass keine Klümpchen entstehen. Kochen, bis die Mischung eindickt.

- o Reduzieren Sie die Hitze und fügen Sie geriebenen Cheddar- und Parmesankäse hinzu. Rühren, bis der Käse geschmolzen und die Soße glatt ist.

4. Würzen und zusammenbauen:

   - o Die Käsesauce mit Salz, Pfeffer und getrocknetem Thymian würzen.
   - o Den gedünsteten Blumenkohl und Brokkoli mit der Käsesoße vermischen und darauf achten, dass das Gemüse gut bedeckt ist.

5. Backen:

   - o Übertragen Sie die Mischung in eine Auflaufform. Streuen Sie Vollkorn-Semmelbrösel darüber.
   - o Im vorgeheizten Ofen 20–25 Minuten backen oder bis die Oberfläche goldbraun ist.

6. Garnieren und servieren:

   - o Nach Belieben mit frischer Petersilie garnieren.
   - o Servieren Sie dieses Blumenkohl-Brokkoli-Gratin als aromatisches und sättigendes Gemüsegericht.

Spaghetti-Kürbis-Frühling

Zutaten:

- 1 mittelgroßer Spaghettikürbis
- 2 Esslöffel Olivenöl
- 2 Knoblauchzehen, gehackt
- 1 Tasse Kirschtomaten, halbiert
- 1 Tasse Brokkoliröschen
- 1/2 Tasse geschnittene Paprika (jede Farbe)
- 1/4 Tasse geriebener Parmesankäse
- 2 Esslöffel frisches Basilikum, gehackt
- Salz und Pfeffer nach Geschmack
- Optional: Zerkleinerte rote Paprikaflocken für etwas Schärfe

Richtungen:

1. Spaghettikürbis zubereiten:
   - Heizen Sie Ihren Backofen auf 400 °F (200 °C) vor.
   - Den Spaghettikürbis der Länge nach halbieren und die Kerne entfernen.
   - Legen Sie die Hälften mit der Schnittseite nach oben auf ein Backblech. Mit Olivenöl beträufeln, mit Salz und Pfeffer bestreuen.
   - Im Ofen 40–45 Minuten rösten oder bis der Kürbis weich ist.

2. Gemüse kochen:

   - In einer großen Pfanne Olivenöl bei mittlerer Hitze erhitzen. Gehackten Knoblauch hinzufügen und 1 Minute anbraten.
   - Kirschtomaten, Brokkoliröschen und geschnittene Paprika in die Pfanne geben. Kochen, bis das Gemüse leicht zart, aber noch lebendig ist.

3. Kürbis auskratzen und kombinieren:

   - Sobald der Spaghettikürbis fertig geröstet ist, kratzen Sie das Fruchtfleisch mit einer Gabel in „Spaghetti"-Stränge.
   - Die Spaghettikürbisstränge mit sautiertem Gemüse in die Pfanne geben. Alles zusammenmischen.

4. Saison und Ende:

   - Salz, Pfeffer und optional zerkleinerte roten Pfefferflocken für etwas Schärfe würzen.
   - Streuen Sie geriebenen Parmesankäse über die Mischung und verrühren Sie alles, bis alles gut vermischt ist.
   - Mit frisch gehacktem Basilikum garnieren.

5. Servieren Sie diesen Spaghettikürbis Primavera!

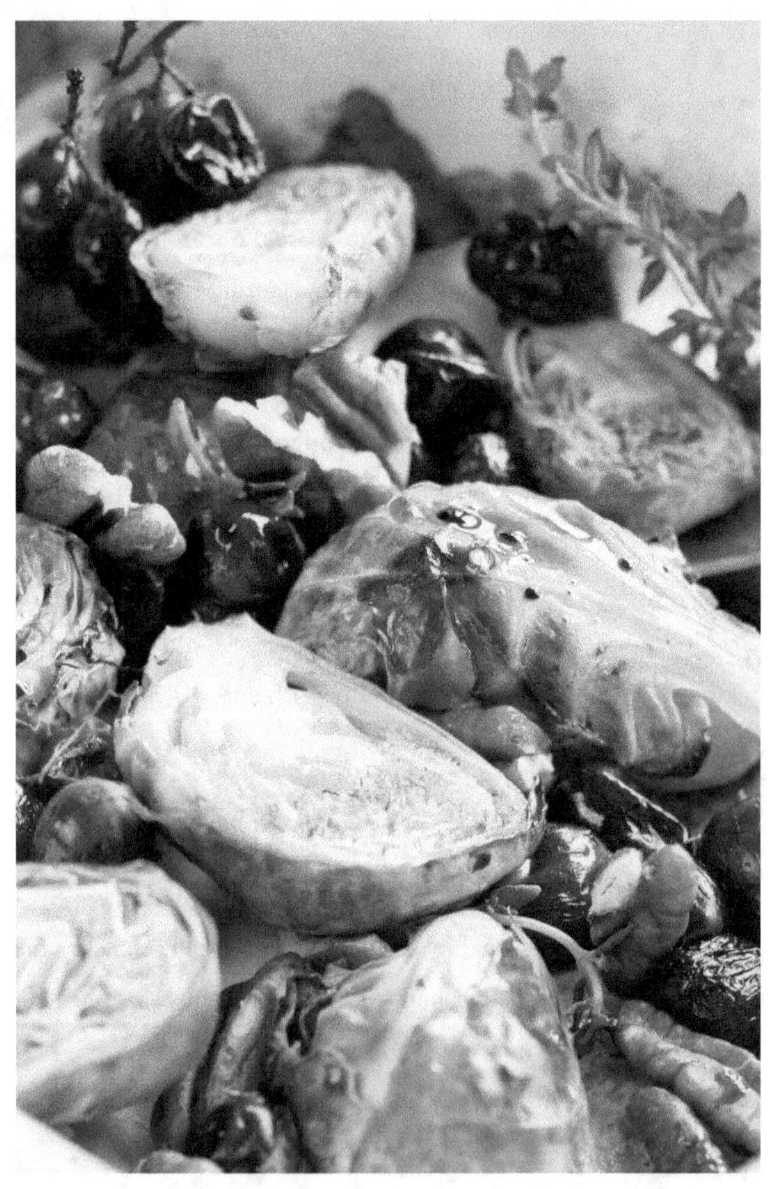

KAPITEL 9: NÄHRSTOFFREICHE SMOOTHIES

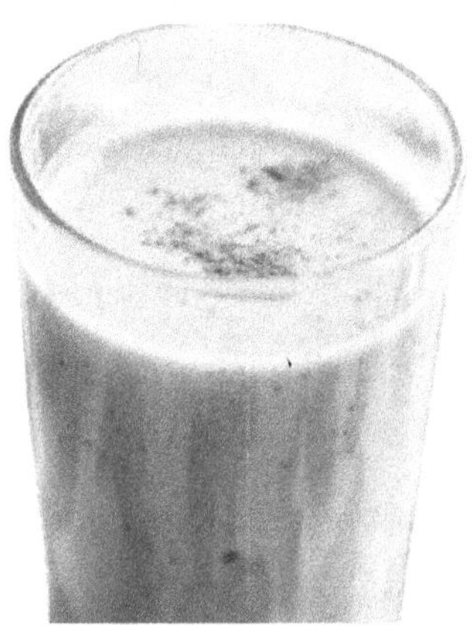

Entzündungshemmender Smoothie mit grünen Beeren

Zutaten:

- 1 Tasse Spinatblätter (frisch oder gefroren)
- 1/2 Tasse Blaubeeren (frisch oder gefroren)
- 1/2 Tasse Erdbeeren (frisch oder gefroren)
- 1/2 Gurke, geschält und in Scheiben geschnitten
- 1/2 Avocado
- 1 Esslöffel Chiasamen
- 1 Tasse Kokoswasser
- Eiswürfel (optional für eine kältere Konsistenz)

Richtungen:

1. Spinat, Blaubeeren, Erdbeeren, Gurke, Avocado und Chiasamen in einen Mixer geben.

2. Für eine feuchtigkeitsspendende Basis Kokoswasser in den Mixer geben.

3. Bei hoher Geschwindigkeit mixen, bis die Mischung glatt und cremig wird.

4. Wenn Sie eine kältere Konsistenz bevorzugen, fügen Sie Eiswürfel hinzu und mixen Sie erneut.

5. Gießen Sie den Smoothie in ein Glas und genießen Sie dieses nährstoffreiche, entzündungshemmende Getränk.

Tropischer Kurkuma-Boost-Smoothie

Zutaten:

- 1 Tasse Ananasstücke (frisch oder gefroren)
- 1/2 Banane
- 1/2 Tasse Mangostücke (frisch oder gefroren)
- 1/2 Teelöffel Kurkumapulver
- 1 Esslöffel Leinsamen
- 1/2 Tasse griechischer Joghurt (oder eine milchfreie Alternative)
- 1 Tasse Mandelmilch
- Honig nach Geschmack (optional)

Richtungen:

1. Ananasstücke, Banane, Mangostücke, Kurkumapulver, Leinsamen, griechisches Joghurt und Mandelmilch in einem Mixer vermischen.

2. Bei hoher Geschwindigkeit mixen, bis alle Zutaten gut vermischt sind und die Mischung glatt ist.

3. Probieren Sie den Smoothie und fügen Sie nach Wunsch Honig hinzu, um ihn süßer zu machen.

4. Gießen Sie den Smoothie in ein Glas und genießen Sie die tropischen Aromen mit den zusätzlichen Vorteilen von Kurkuma und Leinsamen.

Beeren-Zitrus-Vitality-Smoothie

Zutaten:

- 1 Tasse gemischte Beeren (Erdbeeren, Blaubeeren, Himbeeren)
- 1/2 Orange, geschält
- 1/2 Tasse Gurke, gewürfelt
- 1/2 Tasse Grünkohl Blätter, Stiele entfernt
- 1 Esslöffel Hanfsamen
- 1/2 Tasse Kokoswasser
- Eiswürfel (optional)

Richtungen:

1. Gemischte Beeren, geschälte Orangen, Gurkenwürfel, Grünkohlblätter und Hanfsamen in einen Mixer geben.

2. Fügen Sie Kokoswasser hinzu, um eine feuchtigkeitsspendende und nährstoffreiche Basis zu erhalten.

3. Bei hoher Geschwindigkeit mixen, bis die Zutaten gut vermischt sind und der Smoothie die gewünschte Konsistenz erreicht hat.

4. Wenn Sie eine kältere Konsistenz bevorzugen, fügen Sie Eiswürfel hinzu und mixen Sie erneut.

5. Gießen Sie den lebendigen Smoothie in ein Glas und genießen Sie die erfrischende und antioxidantienreiche Köstlichkeit.

Minzig Grüner Grüner Immunbooster-Smoothie

Zutaten:

- 1 Tasse Spinatblätter (frisch oder gefroren)
- 1/2 grüner Apfel, entkernt und in Scheiben geschnitten
- 1/2 Tasse Ananasstücke (frisch oder gefroren)
- Eine Handvoll frische Minzblätter
- 1 Esslöffel Ingwer, gerieben
- 1 Esslöffel Leinsamen

- 1 Tasse Kokoswasser oder Wasser
- Eiswürfel (optional)

Richtungen:

1. Spinatblätter, grüne Apfelscheiben, Ananasstücke, frische Minzblätter, geriebene Ingwer und Leinsamen in einem Mixer vermischen.

2. Fügen Sie Kokoswasser oder Wasser hinzu, um eine erfrischende flüssige Basis zu erhalten.

3. Bei hoher Geschwindigkeit mixen, bis die Zutaten eine glatte und lebendige Mischung ergeben.

4. Wenn Sie eine kältere Konsistenz bevorzugen, fügen Sie Eiswürfel hinzu und mixen Sie erneut.

5. Gießen Sie den belebenden Smoothie in ein Glas und genießen Sie die Kombination aus Gemüse, Früchten und Kräutern, die Ihr Immunsystem stärken.

Kurkuma-Mango-Glücks-Smoothie

Zutaten:

- 1 Tasse Mangostücke (frisch oder gefroren)
- 1/2 Banane
- 1/2 Tasse Karottensaft
- 1/2 Teelöffel Kurkumapulver
- 1 Esslöffel Mandelbutter
- 1/2 Tasse Naturjoghurt oder eine milchfreie Alternative

- 1 Esslöffel Honig (optional für zusätzliche Süße)
- 1/2 Tasse Wasser oder Kokoswasser

Richtungen:

1. Mangostücke, Banane, Karottensaft, Kurkumapulver, Mandel, Butter, Joghurt und Wasser in einem Mixer vermischen.

2. Bei hoher Geschwindigkeit mixen, bis die Zutaten gut vermischt sind und der Smoothie eine cremige Konsistenz erreicht.

3. Probieren Sie die Mischung und fügen Sie nach Wunsch Honig hinzu, um die Süße zu verstärken.

4. Gießen Sie den goldfarbenen Smoothie in ein Glas und genießen Sie die tropischen und entzündungshemmenden Aromen.

Pfirsich Grüner Energizer-Smoothie

Zutaten:

- 1 Tasse gefrorene Pfirsichscheiben
- 1/2 Gurke, geschält und in Scheiben geschnitten
- 1/2 Tasse Grünkohl Blätter, Stiele entfernt
- 1/2 Tasse Natur Kefir oder Joghurt (milchig oder milchfrei)
- 1 Esslöffel Mandelbutter
- 1 Teelöffel Matcha-Pulver

- 1 Esslöffel Honig (optional für die Süße)
- 1/2 Tasse Wasser oder Kokoswasser

Richtungen:

1. Gefrorene Pfirsichscheiben, Gurken, Grünkohlblätter, Kefir oder Joghurt, Mandel, Butter, Matcha-Pulver, Honig und Wasser in einen Mixer.

2. Bei hoher Geschwindigkeit mixen, bis die Zutaten gut vermischt sind und der Smoothie eine samtige Textur erhält.

3. Probieren Sie die Mischung und fügen Sie Honig hinzu, wenn Sie einen Hauch von Süße wünschen.

4. Gießen Sie den Peachy Green Energizer Smoothie in ein Glas und genießen Sie die köstliche Mischung aus pfirsichfarbener Güte und dem Energieschub von Matcha.

Kirsch-Mandel-Protein-Power-Smoothie

Zutaten:

- 1 Tasse Kirschen (frisch oder gefroren, entkernt)
- 1/2 Tasse Mandelmilch
- 1/2 Tasse griechischer Joghurt oder pflanzlicher Joghurt
- 1 Esslöffel Mandelbutter
- 1 Messlöffel Proteinpulver (pflanzlich oder Molke, je nach Wunsch)

- 1 Esslöffel Honig (optional für die Süße)

- 1/2 Teelöffel Zimt

- Eiswürfel (optional)

Richtungen:

1. Kirschen, Mandelmilch, griechisches Joghurt, Mandel Butter, Proteinpulver, Honig und Zimt in einem Mixer vermischen.

2. Bei hoher Geschwindigkeit mixen, bis die Zutaten gut vermischt sind und der Smoothie eine cremige Konsistenz erhält.

3. Falls gewünscht, Eiswürfel für eine kältere Konsistenz hinzufügen und erneut mixen.

4. Gießen Sie den Cherry Almond Protein Power Smoothie in ein Glas und genießen Sie die süßen und nussigen Aromen zusammen mit dem Protein Schub.

Granatapfel-Ingwer-Citrus-Burst-Smoothie

Zutaten:

- 1 Tasse Granatapfelkerne

- 1/2 Orange, geschält und segmentiert

- 1/2 Limette, entsaftet

- 1/2 Zoll frischer Ingwer, geschält

- 1/2 Tasse Natur Kefir oder Joghurt (milchig oder milchfrei)
- 1 Esslöffel Hanfsamen
- 1 Esslöffel Honig (optional für die Süße)
- 1/2 Tasse Wasser oder Kokoswasser

Richtungen:

1. Granatapfelkerne, Orangenstücke, Limettensaft, frischen Ingwer, Kefir oder Joghurt, Hanfsamen, Honig und Wasser in einem Mixer vermischen.

2. Bei hoher Geschwindigkeit mixen, bis die Zutaten gut vermischt sind und der Smoothie eine lebendige und pikante Textur erhält.

3. Passen Sie die Süße an, indem Sie bei Bedarf Honig hinzufügen.

4. Gießen Sie den Granatapfel-Ingwer-Citrus-Burst-Smoothie in ein Glas und genießen Sie die Geschmacksexplosion und die immunstärkenden Eigenschaften.

Kiwi-Basilikum-Glücks-Smoothie

Zutaten:

- 2 Kiwis, geschält und in Scheiben geschnitten
- 1/2 Tasse frische Ananasstücke
- 1/2 Tasse Gurke, gewürfelt

- 1/2 Tasse Kokoswasser
- 1 Esslöffel frische Basilikumblätter
- 1 Esslöffel Chiasamen
- 1/2 Zitrone, entsaftet
- Eiswürfel (optional)

Richtungen:

1. Kiwischeiben, Ananasstücke, Gurke, Kokoswasser, frische Basilikumblätter, Chiasamen und Zitronensaft in einem Mixer vermischen.

2. Bei hoher Geschwindigkeit mixen, bis die Zutaten gut vermischt sind und der Smoothie eine erfrischende Konsistenz erreicht.

3. Fügen Sie Eiswürfel hinzu, wenn Sie eine kältere Konsistenz bevorzugen, und mixen Sie dann erneut.

4. Gießen Sie den Kiwi Basil Bliss Smoothie in ein Glas und genießen Sie die einzigartige Kombination aus Kiwi, Ananas und den subtilen Kräuter Noten von Basilikum.

Mango-Minze-Feuchtigkeits Elixier

Zutaten:

- 1 Tasse Mangostücke (frisch oder gefroren)
- 1/2 Tasse Gurke, geschält und in Scheiben geschnitten
- 1/2 Tasse frische Minzblätter

- 1/2 Limette, entsaftet
- 1/2 Teelöffel Spirulina-Pulver (optional für zusätzliche Nährstoffe)
- 1 Esslöffel Kürbiskerne
- 1/2 Tasse Kokoswasser
- Eiswürfel (optional)

Richtungen:

1. Mangostücke, Gurke, frische Minzblätter, Limettensaft, Spirulina Pulver (falls verwendet), Kürbiskerne und Kokoswasser in einem Mixer vermischen.

2. Bei hoher Geschwindigkeit mixen, bis die Zutaten gut vermischt sind und der Smoothie eine erfrischende und lebendige Textur erhält.

3. Wenn Sie eine kältere Konsistenz bevorzugen, fügen Sie Eiswürfel hinzu und mixen Sie dann erneut.

4. Gießen Sie das Mango Mint Hydration Elixir in ein Glas und genießen Sie die tropische Süße, kühlende Minze und feuchtigkeitsspendendes Kokoswasser.

Blaubeer-Avocado-Protein-Boost-Smoothie

Zutaten:

- 1 Tasse Blaubeeren (frisch oder gefroren)
- 1/2 reife Avocado

- 1/2 Tasse Spinatblätter (frisch oder gefroren)
- 1 Messlöffel Proteinpulver (pflanzlich oder Molke, je nach Wunsch)
- 1 Esslöffel Mandelbutter
- 1/2 Tasse Mandelmilch
- 1 Esslöffel Chiasamen
- Eiswürfel (optional)

Richtungen:

1. Blaubeeren, reife Avocado, Spinatblätter, Proteinpulver, Mandelbutter, Mandelmilch und Chiasamen in einem Mixer vermischen.
2. Bei hoher Geschwindigkeit mixen, bis die Zutaten gut vermischt sind und der Smoothie eine cremige und nährstoffreiche Textur erhält.
3. Wenn Sie eine kältere Konsistenz bevorzugen, fügen Sie Eiswürfel hinzu und mixen Sie dann erneut.
4. Gießen Sie den Blueberry Avocado Protein Boost Smoothie in ein Glas und genießen Sie die antioxidantien reichen Blaubeeren und die cremige Textur der Avocado.

Himbeer-Kokos-Limetten-Erfrischer

Zutaten:

- 1 Tasse Himbeeren (frisch oder gefroren)

- 1/2 Tasse Kokosmilch
- 1/2 Limette, entsaftet
- 1/2 Tasse Zucchini, in Scheiben geschnitten
- 1 Esslöffel Kokosraspeln
- 1 Esslöffel Hanfsamen
- 1 Esslöffel Honig (optional für die Süße)
- Eiswürfel (optional)

Richtungen:

1. Himbeeren, Kokosmilch, Limettensaft, Zucchini, Kokosraspeln, Hanfsamen und Honig (falls verwendet) in einem Mixer vermischen.

2. Bei hoher Geschwindigkeit mixen, bis die Zutaten gut vermischt sind und der Smoothie eine erfrischende und würzige Konsistenz erreicht.

3. Wenn Sie eine kältere Konsistenz bevorzugen, fügen Sie Eiswürfel hinzu und mixen Sie erneut.

4. Gießen Sie den Raspberry Coconut Lime Refresher in ein Glas und genießen Sie die herrliche Kombination aus Himbeer-Säuerlichkeit und tropischer Kokosnuss.

Pfirsich-Kurkuma-Zing-Smoothie

Zutaten:

- 1 Tasse Pfirsichscheiben (frisch oder gefroren)
- 1/2 Teelöffel Kurkumapulver

- 1/2 Tasse Karotten, gewürfelt
- 1/2 Tasse ungesüßte Mandelmilch
- 1 Esslöffel Walnüsse
- 1/2 Teelöffel Zimt
- 1/2 Tasse Natur Kefir oder Joghurt (milchig oder milchfrei)
- Eiswürfel (optional)

Richtungen:

1. Pfirsichscheiben, Kurkumapulver, Karottenwürfel, Mandelmilch, Walnüsse, Zimt und Kefir oder Joghurt in einem Mixer vermischen.

2. Bei hoher Geschwindigkeit mixen, bis die Zutaten gut vermischt sind und der Smoothie eine glatte und samtige Textur erhält.

3. Wenn Sie eine kältere Konsistenz bevorzugen, fügen Sie Eiswürfel hinzu und mixen Sie dann erneut.

4. Gießen Sie den Peach Turmeric Zing Smoothie in ein Glas und genießen Sie die pfirsiche Süße mit einem Hauch Kurkuma und nussigen Untertönen.

ABSCHLUSS

Wenn Sie am Ende dieses kulinarischen Leitfadens für Menschen mit Non-Hodgkin-Lymphom angelangt sind, hoffen wir, dass Sie in der Küche Inspiration und Kraft finden. Das Non-Hodgkin-Lymphom-Kochbuch ist mehr als nur eine Sammlung von Gerichten, es ist ein Leitfaden auf Ihrem Weg zu Genesung und Wohlbefinden.

Sie verfügen über eine sorgfältig zusammengestellte Ressource mit Rezepten, die speziell auf die Förderung Ihrer Gesundheit während und nach der Behandlung zugeschnitten sind. Jede Mahlzeit ist ein Ausdruck der Heilkraft der Nahrung, denn sie enthält krebsbekämpfende Nährstoffe mit entzündungshemmender Wirkung.

Durch die Verwendung von nährstoffreichen Lebensmitteln, magerem Fleisch und einer Reihe farbenfroher Obst- und Gemüsesorten bereiten Sie nicht nur Mahlzeiten zu, sondern legen auch den Grundstein für Ihre Widerstandsfähigkeit. Das Kochbuch verdeutlicht die Ansicht, dass eine ausgewogene, schmackhafte Ernährung ein wertvoller Verbündeter im Kampf gegen das Non-Hodgkin-Lymphom sein kann.

In der Welt der Krebs bekämpfenden Lebensmittel betonen unsere Rezepte sowohl den Geschmack als auch die Wissenschaft hinter jedem Produkt. Kurkuma und Ingwer haben entzündungshemmende Eigenschaften, während verschiedene Obst- und Gemüsesorten wichtige Vitamine und Antioxidantien liefern.

Magere Proteine tragen zum Erhalt der Muskelmasse und zur Stärkung des Immunsystems bei.

Denken Sie daran, dass Sie nicht allein sind, wenn Sie auf diesen Seiten nach Rezepten suchen. Dieses Kochbuch ergänzt Ihre medizinische Therapie, indem es Ihnen ein Hilfsmittel zur Steuerung Ihres Ernährungswohns an die Hand gibt. Es ist eine Hommage an die Kunst und Freude am Kochen und verwandelt die Küche in eine therapeutische und nährende Umgebung.

Egal, ob Sie Trost in einer Tasse entzündungshemmender Suppe suchen, den brillanten Geschmack eines nährstoffreichen Salats schätzen oder die Befriedigung eines nahrhaften, ausgewogenen Abendessens erleben möchten, jedes Rezept trägt zu Ihrer allgemeinen Gesundheit bei. Ihre Reise ist einzigartig und das sollte auch Ihre Ernährung sein.

Lassen Sie sich von diesem Non-Hodgkin-Lymphom-Kochbuch auf dieser kulinarischen Reise unterstützen, denn es bietet nicht nur Gerichte, sondern auch einen Weg zur Resistenz. Auf Nahrung, Kraft und einen unnachgiebigen Geist, der Sie durch Ihre Genesung tragen wird. Mögen diese Gerichte Ihnen Frieden, Vergnügen und die Nahrung bringen, die Sie brauchen, um auf Ihrem Weg über das Non-Hodgkin-Lymphom hinaus erfolgreich zu sein.

Viel Spaß beim Kochen!

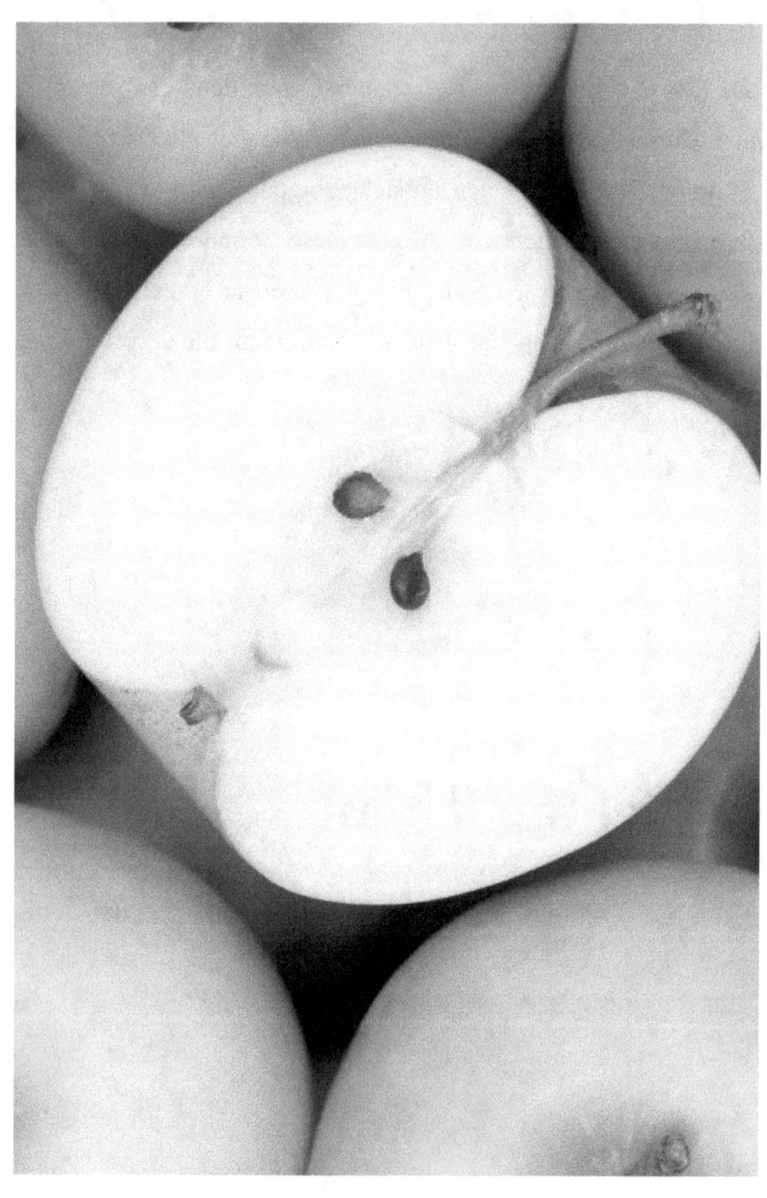

NON-HODGKIN-LYMPHOMA-DIÄT
WÖCHENTLICHER SPEISEPLAN

Wöchentlich
Essensplan

Woche: _______________

	FRÜHSTÜCK	MITTAGESSEN	ABENDESSEN	SNACK
MONTAG				
DIENSTAG				
MITTWOCH				
DONNERSTAG				
FREITAG				
SAMSTAG				
SONNTAG				

Einkaufsliste

_______________ _______________

_______________ _______________

_______________ _______________

Anmerkungen:

Wöchentlich
Essensplan

Woche: _______________

	FRÜHSTÜCK	MITTAGESSEN	ABENDESSEN	SNACK
MONTAG				
DIENSTAG				
MITTWOCH				
DONNERSTAG				
FREITAG				
SAMSTAG				
SONNTAG				

Einkaufsliste

_______________ _______________

_______________ _______________

_______________ _______________

Anmerkungen:

Wöchentlich
Essensplan

Woche: _______________

	FRÜHSTÜCK	MITTAGESSEN	ABENDESSEN	SNACK
MONTAG				
DIENSTAG				
MITTWOCH				
DONNERSTAG				
FREITAG				
SAMSTAG				
SONNTAG				

Einkaufsliste

_________________   _________________

_________________   _________________

_________________   _________________

Anmerkungen:

Wöchentlich
Essensplan

Woche: _______________

	FRÜHSTÜCK	MITTAGESSEN	ABENDESSEN	SNACK
MONTAG				
DIENSTAG				
MITTWOCH				
DONNERSTAG				
FREITAG				
SAMSTAG				
SONNTAG				

Einkaufsliste

______________ ______________

______________ ______________

______________ ______________

Anmerkungen:

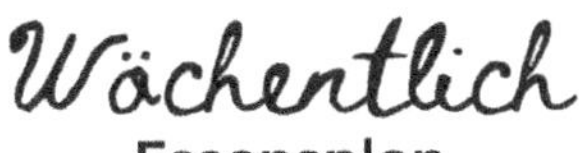

Wöchentlich
Essensplan

Woche: _______________

	FRÜHSTÜCK	MITTAGESSEN	ABENDESSEN	SNACK
MONTAG				
DIENSTAG				
MITTWOCH				
DONNERSTAG				
FREITAG				
SAMSTAG				
SONNTAG				

Einkaufsliste

Anmerkungen:

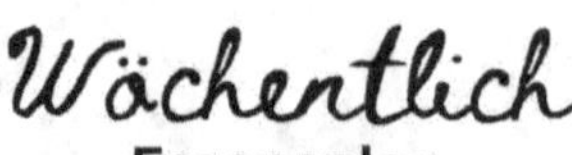

Essensplan

Woche: _______________

	FRÜHSTÜCK	MITTAGESSEN	ABENDESSEN	SNACK
MONTAG				
DIENSTAG				
MITTWOCH				
DONNERSTAG				
FREITAG				
SAMSTAG				
SONNTAG				

Einkaufsliste

_______________ _______________

_______________ _______________

_______________ _______________

Anmerkungen:

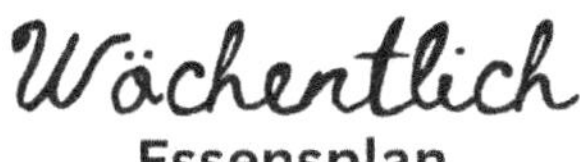

Wöchentlich
Essensplan

Woche: _______________

	FRÜHSTÜCK	MITTAGESSEN	ABENDESSEN	SNACK
MONTAG				
DIENSTAG				
MITTWOCH				
DONNERSTAG				
FREITAG				
SAMSTAG				
SONNTAG				

Einkaufsliste

_______________   _______________

_______________   _______________

_______________   _______________

Anmerkungen:

Wöchentlich
Essensplan

Woche: ______________

	FRÜHSTÜCK	MITTAGESSEN	ABENDESSEN	SNACK
MONTAG				
DIENSTAG				
MITTWOCH				
DONNERSTAG				
FREITAG				
SAMSTAG				
SONNTAG				

Einkaufsliste

_______________ _______________

_______________ _______________

_______________ _______________

Anmerkungen:

Wöchentlich
Essensplan

Woche: _______________

	FRÜHSTÜCK	MITTAGESSEN	ABENDESSEN	SNACK
MONTAG				
DIENSTAG				
MITTWOCH				
DONNERSTAG				
FREITAG				
SAMSTAG				
SONNTAG				

Einkaufsliste

_______________ _______________

_______________ _______________

_______________ _______________

Anmerkungen:

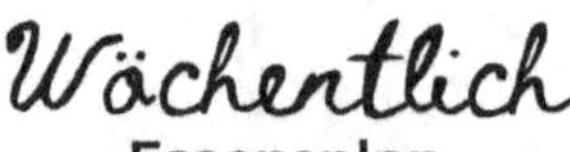

Wöchentlich
Essensplan

Woche: _______________

	FRÜHSTÜCK	MITTAGESSEN	ABENDESSEN	SNACK
MONTAG				
DIENSTAG				
MITTWOCH				
DONNERSTAG				
FREITAG				
SAMSTAG				
SONNTAG				

Einkaufsliste

_______________ _______________

_______________ _______________

_______________ _______________

Anmerkungen:

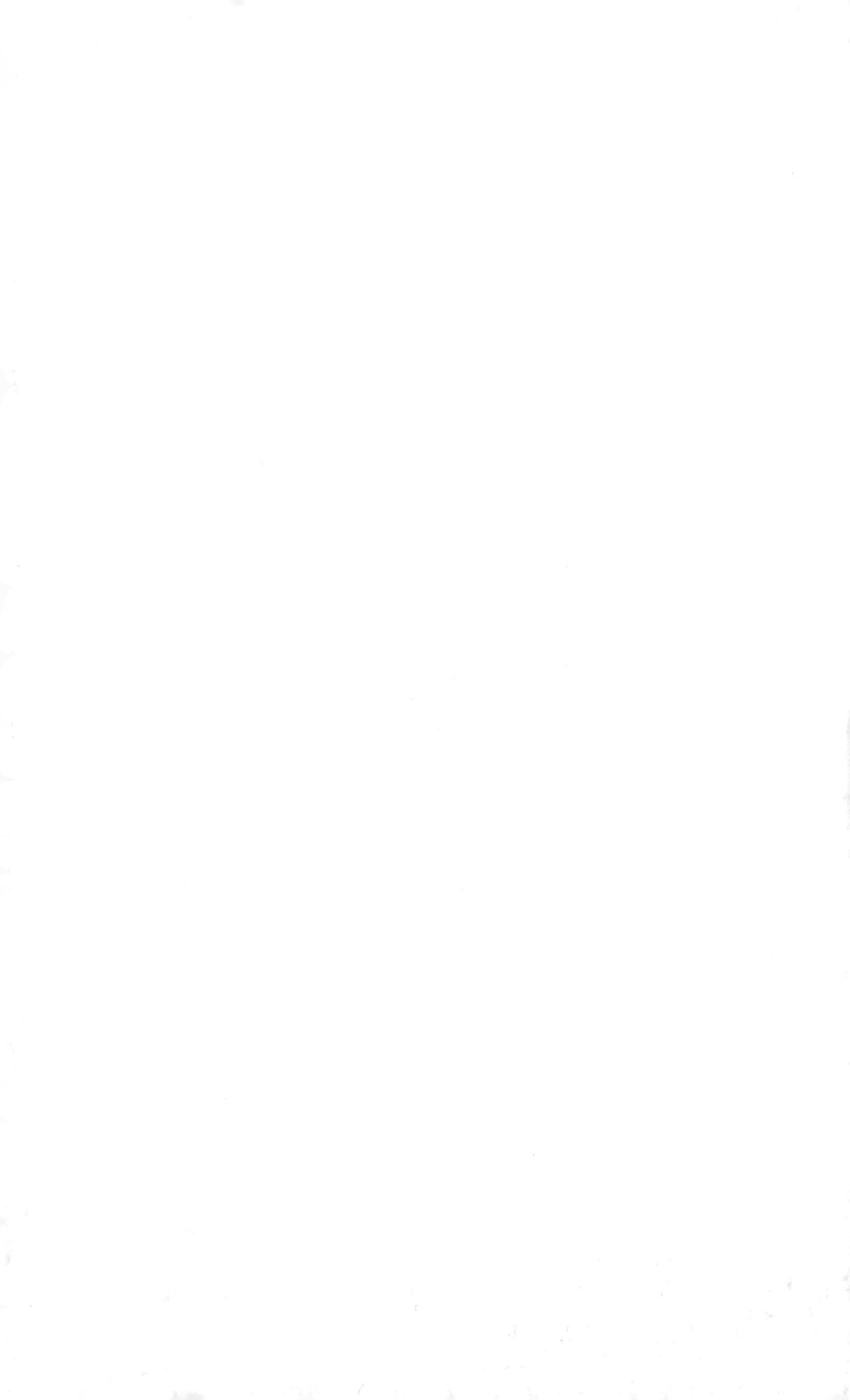

www.ingramcontent.com/pod-product-compliance
Lightning Source LLC
Chambersburg PA
CBHW070947250726
48663CB00002B/114